保健品的科学及其它

BAO JIAN PIN DE KE XUE JI QI TA

Understanding Dietary Supplements
and A Healthier Life

曾庆斯编著

保健品的科学及其它

前 言

退休後，庸庸碌碌"无事忙"中的一项，是写写医学小品，电邮友人，或贴网络。既希望有利他人，也为自己学点新知，自许"残烛餘光"。友人建议，不妨集编成书。此类文章多如过江之鲫，我插一手，是为一般医学知识提供科学根据，使知其然亦知其所以然。本书所述，仅供参考，不是作为诊断或治疗的根据，各人具体问题，请多请教自己的医生。

所谓保健品，在美国称为**食物补助品 Dietary supplements**，不作为有治疗作用的药物，即不能宣称有医药效果（有些非英语广告可能钻空子），而是用于促进健康，或辅助治疗。保健品虽在**食品药物管理局 Food and Drug Administration (FDA)** 登记（有称其产品经 FDA 什么什么，其实只是登记 Registered 其产品，不是批准 Approved 其宣称的药效）。其制造、成分、含量等均由厂商负责，符合 FDA 的条例，保证产品的质量和安全。若被发现有搀假或标示不实，FDA 会监管。由于各产品原料、加工、鉴定等各方面没有统一规格，因此各品牌，以至同一品牌的不同批号，其成分份量都可以不同，纯度、污染也没法保证。不少品牌的成分及含量与标签所示有差距。一独立机构 ConsumerLab.com 发现，不同品牌保健品，其成分及含量可以从 0 到超标。购买时要小心选择可靠品牌。

保健品种类繁多，而且日新月异。不要尽跟广告或传言走。平衡饮食最重要，"药补不如食补"，美国把保健品称为食物补助品，是有其道理的。只能根据自己情况，适当选择保健品补充。

选购保健品，最好养成查看标签的习惯。注意其<u>每次用量 Serving Size</u>，成分、剂量、建议日用量的<u>百分比％</u>。所谓"建议日用量"Recommended Dietary Allowance（**RDA**），是指该产品能满足 98%健康人营养需要的日用量，有些就简写为日需量 Daily Value（**DV**）。每种成分，若标示为建议用量的 100%，意即达到一天需求；300%标示三倍于建议需求。也要注意钠含量、食用纤维、添加糖 Added sugar。此外要注意有效期 Expiry。

美国 FDA 于 2007 年颁布优质产品条例 current Good Manufacturing Practice（cGMP），要求保健品厂方自行检查其产品的成分、质量等项目，合格的可以在产品上标志 **cGMP**。所有 cGMP 产品的内容与标示必须一致，并不得有污染，重大问题必须报告。

美国制药公会 United States Pharmacopoeia Convention 建议厂商自愿参加该公会制定的质量保证 Quality Assured，合格的可以标示 **QA** 标志。

任何保健品都可能有副作用，或引起过敏，或与其它药物、保健品相互干扰。要让你的医生知道你在用什么保健品。

本书所列中草药内容，仅供参考。很多中草药的作用、副作用未有深入的研究和严格的科学验证，即使传统或民间认定有明显的治疗效果，在美国，按规定也不能标示能治疗什么病。此外，中医看病注重辨证论治，处方讲究君臣佐使，各人情况不同，不是一味药或一单方便可以走遍天下的，所以最好先请教中医。为保证质量和减少污染，请注意可靠品牌。长期服用，提防中毒（不少中草药都有毒。那种"天然产品没有毒"的说法是错误的）。最好请教医师，必要时作肝、肾或其它功能检查。

医学发展一日千里，百家争鸣，本书所述错漏落后之处，诚恳希望各位高明指正。

目　录

7

维生素（一）

维生素Vitamins大概是被人们用得最多的保健品，甚至到滥用的程度。维生素究竟起什么作用？缺乏了会得什么病？是不是摄取越多越好？滥用会有什么害处？

维生素确是因为缺乏了导致疾病而被发现的：长期吃精米的人患了严重的脚气病，医学家从米糠中发现了第一个维生素（即B1），把它称作"生命胺"Vitamine。后来发现了更多维生素不是胺类，因此把胺amine字尾e去掉，改称为Vitamin，曾被译为"维他命"。

维生素是一类有机化合物，人体需要它们，但无法自己合成或合成不够，而必须体外供给。维生素不像蛋白质、糖类（碳水化合物）、脂肪三大营养素，可以产生能量以维持人体的生长发育及各器官组织的机能活动，而只是参与组成各种酶Enzymes来触发和促进各营养素的一系列生物化学过程以产生能量。打个比喻：三大营养素像汽油提供汽车动力，而维生素就像润滑油帮助机器运转。

目前知道的维生素有13种之多，可以分为两大类：水溶性维生素和脂溶性维生素。前者有维生素B族和维生素C，富含于米麦粗粮、坚果、新鲜蔬菜水果，及肉、奶、蛋中，吃后容易被身体吸收利用，但很少储存，不用的就经由肾脏随尿排出，因此要经常补充。食物久存、光照、水洗、烹调可致其损失。脂溶性维生素有A、D、E、K，含于动植物油脂中（但精制食用油中含量大减），随脂肪一起被消化吸收，用不完的可以储存起来慢慢利用，因此往往要到贮存耗尽时才会出现缺乏症状。

美国食品药物管理局 FDA 对各种维生素设定每日需要量。老幼、孕哺、素食、病痛者，要根据情况调整。

人们取得维生素的最合理、最安全的方法是均衡饮食。很多食物制品往往添加各种维生素。保健品只作为额外补充。

下面是各种维生素的概括：

水溶性维生素
包括维生素 B 族及维生素 C。

维生素 B 族：

维生素 B1（硫胺素 Thiamin）
作用：参与醣代谢，神经传导，大脑认知和学习，胃肠功能。

日需量：1.5 毫克。各种疾病时用量可大增。B1 在人体内有少量贮存，主要在肝、内脏和肌肉，若没有外来补充，两周内会消耗完。

缺乏症状：末梢神经炎，感觉异常，视神经病变，疲乏，无力，肌僵硬或痉挛，指趾刺痛，头痛，失眠，易激动，情绪低落，记忆困难；消化不良，腹泻，严重的可致脚气病 Beriberi， 或心力衰竭，水肿。

应用：治疗脚气病，神经炎。广泛用于神经精神疾病及胃肠道疾病。可能有助于改善白内障、青光眼。重体力劳动者及运动员补充 B1 以促进能量代谢。

附注：米、麦的外层含的 B1 比里内高 10 倍，吃精米容易导致 B1 缺乏，因此白米、精麵常添加 B1。饮大量汽水，食物加碱或高热都会导致 B1 损失。茶、咖啡含抗 B1 因素，因此长期大量饮用茶或咖啡，可能导致 B1 缺乏。

酒精滥用会妨碍 B1 在小肠吸收及体内利用。有认为糖尿病人易缺 B1，并因此与视网膜病变、末梢神经炎等多种并发症有关。

维生素 B2（核黄素 Riboflavin）

作用：为身体内重要辅酶 FMN 和 FAD 的成分，参与产能及多方面代谢。参与细胞机能，生长发育，血细胞生成。维护皮肤粘膜健康。

日需量：1.7 毫克。肉、蛋、奶，坚果，绿叶蔬菜含有 B2。加工食物常加 B2。B2 遇光和紫外线容易分解破坏，应存放于不透光或暗色容器内；水洗、加热也会损失。人体内肝、心、肾仅储存少量。

缺乏症状：皮肤粗糙，口角炎，口腔溃疡，阴囊溃疡，怕光，眼睛红痒，掉发，斑秃，贫血。

炎症、"热气"，精神压力，过度日晒等情况易致缺乏。有肝胆疾病的人，素食者，运动员，孕哺妇女也容易缺乏。

应用：用于上述 B2 缺乏症状，例如单纯疱疹性口角炎和口腔溃疡或生殖器溃疡。亦用于皮肤疾病，延缓老化；缓解肌肉痛；又用于白内障、青光眼；头痛、偏头痛；增强记忆，延缓失智等。有研究显示 B2 可防治偏头痛。

附注：服大量时尿会变黄色；个别的人会腹泻。有试验服 400 毫克/日，连续三个月以上，未见副作用。

维生素 B3 或 PP（Niacin，烟酸 Nicotinic acid，烟酰胺 Nicotinamide）

作用：是辅酶 NAD 和 NADP 的前身，后二者广泛参与体内多种代谢产能过程，因此 B3 对能量要求特别高的脑以及皮肤和胃肠尤其重要。B3 又参与 DNA 修复、类固醇激素制造等。

日需量：16—20 毫克。玉米含 B3 较少，长期以玉米为主食者较易缺乏。一般不易缺乏。

缺乏症状：头痛、疲倦、易激动、失忆、焦虑、抑郁、淡漠等神经精神症状，以及皮肤粗糙、角化、红斑，口舌炎症、恶心、腹泻。严重的导致燥皮病（玉米红斑病 Pellagra），表现 3D 症状：Dementia 痴呆、Diarrhea 腹泻、Dermatitis 皮炎，可见于恶性营养不良患者。

应用：治疗燥皮病。纠正上述缺乏 B3 的症状。用于辅助降血脂，尤其是三酸甘油酯和提升好胆固醇 HDL，需用较大剂量，要在医生指导下服用。

附注：可忍受上限 Upper tolerable intake level (UL) 为 35 毫克/日（成人），只比日需量多一倍，因此容易过量而产生副作用，但各人差异很大。过量致潮红、眩晕、激动，眼干，心跳加快，胃肠障碍，出血，肝伤害，高尿酸血症等。

维生素 B5（泛酸 Pantothenic Acid）

作 用：参与能量代谢，胆固醇合成。

日需量：5—10 毫克。新鲜动植物食物均含有，不易缺乏。

缺乏症状：疲倦，失眠，激动，抑郁，胃肠障碍。少见。

应用：常包含于复合 B（B complex）内，用于辅助防治多种疾病。

维生素 B6（吡哆醇 Pyridoxine）

作用：参与脑及神经的生长发育及多种神经介质的合成，维持神经系统及皮肤粘膜健康。

日需量：1.6—2毫克。

缺乏症状：注意力不集中，多动，抑郁，麻木；皮肤粗糙；易感冒；消化不良。肝肾功能差者或酗酒者易缺乏。

应用：B6被广泛地用于帮助防治老人失智症、注意力缺失-多动症（ADHD）、自闭症、偏头痛、神经痛、肌痉挛、运动失调、视网膜黄斑退化。B6与褪黑素Melatonin配合，可降低脑神经兴奋，加深睡眠。B6又常用于经期前症群、孕吐、产后抑郁、停经后症状；以及协助减少血脂和有关心脏病，治疗贫血，治疗低血糖症等。但上述各项都尚待更多研究证明。

附注：可忍受上限 Upper tolerable intake level (UL)为100毫克/日，但各人差异很大。过量可能引起恶心、呕吐、食欲不振，头痛，指趾刺痛，感觉改变，麻木，共济困难。其中好些症状与B6缺乏相似，值得警惕。

维生素B7或H（生物素Biotin）

作用：维持神经、皮肤、毛发及消化道功能。

日需量：建议 300 微克。不易缺乏。

缺乏症状：皮炎，肠炎，掉发。但少见。

应用：治疗脱发、脆指甲，婴儿脂溢性皮炎等。

维生素B9（叶酸Folic Acid, Folate）

作用：帮助新细胞生长，红细胞生成，DNA合成及修复，脑及神经发育。维护粘膜、皮肤、毛发健康。

日需量：400 微克。人体（肝）一般可储存短期用量。绿叶蔬菜、豆类、橙、橘，肝、蛋富含叶酸。

缺乏症状：腹泻，口炎，口腔溃疡，头发失光泽，巨细胞型贫血，又与心血管疾病有关。长期缺乏可致神经受损而表现肌无力、麻木，精神症状如遗忘、迷惘、抑郁，或认知困难、行为混乱。孕妇缺乏叶酸容易流产，或胎儿神经系统发育缺陷，如脊柱裂 Spina bifuda。

应用：叶酸常被用于改善记忆、老人失智、听力减退、视网膜黄斑退化、失眠、抑郁、神经肌肉痛、腿动症（Jump legs 或 Restless legs syndrome）；又用于防治贫血、心血管病及某些皮肤病。

附注：孕妇头三月要注意补充（如多吃蔬菜），以保证胎儿脑神经发育。但不要过量服用叶酸制剂，美国 Johns Hopkins 大学研究发现（2016），孕妇摄取四倍日需量的叶酸制剂，新生儿罹患自闭症的风险加倍；若同时摄取过量维生素 B12，风险更增为 17.6 倍。不可不慎！

维生素 B12（钴胺素 Cobalamins）： 有**氰钴胺 Cyanocobalamin，甲钴胺 Methylcobalamin** 等。

作用：参与制造红细胞，参与遗传物质 DNA 和 RNA 组成，加强免疫，保护神经细胞，维持神经纤维髓鞘的完整。

日需量：2.4 微克，有建议 6 微克。孕哺、老人要多些。

缺乏症状：B12 缺乏除了可致恶性贫血，也可导致神经精神症状如手脚麻木、指趾刺痛，灼热感，肌无力，肌僵硬，疲乏，抑郁，焦虑；以及腹痛，便秘，无食欲，气紧，尿失禁等。

应用：B12被用于治疗恶性贫血，以及治疗某些神经精神症状。也用于改善记忆、振奋情绪、延缓衰老、视网膜黄斑退变、耳鸣，以及防治心血管病、糖尿病等，但效果尚待更多研究。

　　B12如用于治疗贫血，用小剂量；用于治疗神经精神症状，用的剂量大得多。

　　B12制剂一般为**氰钴胺**Cyanocobalamin，要在体内转变成甲钴胺才能起作用。也有**甲钴胺**Methylcobalamin制剂，较贵。甲钴胺可透过血脑屏障至脑脊髓，促进神经及髓鞘的再生，常被用于治疗某些神经症状，效果比氰钴胺好。

　　B12被吃进後，要与胃粘膜产生的"内因子"Intrinsic factor结合，到小肠才能被吸收。因此有胃病导致内因子缺乏的人，要通过注射或鼻内喷雾或舌下给药，才能吸收入血被利用。

　　附注：维生素B12主要由动物性食物提供，因此素食者易缺乏。有认为紫菜、海带能提供B12，但也有人认为只是B12的类似物。

　　B12是可以大量贮存于肝的B族维生素，一般可以支持数月，因此往往要到贮存耗尽才出现缺乏症状。老人、胃肠病人较容易缺乏。据美国疾病防治中心CDC统计，美国约有3%的人缺乏B12。

　　B族各维生素缺乏引起的神经精神或皮肤症状，常常彼此相似，有时要医师才能鉴别，作为初步防治，可以试服复合B。

　　复合B（Vitamin B Complex）是包含B族各种维生素的制剂，各成分含量不尽相同。也有一类不是标示为"**复合B**"，而是"**B-50**"或"**B-100**"，它包含了B族各维生素，或加维生素 C，或再加上几种微量元素，但不包含脂溶性维生素。这类制剂的各成分，含量往往很大，可以超过日需量的几十倍，如"B-100"的 B1 有 100 毫克，标示为日需量（DV）的 6667%，即日需量 1.5 毫克的 66 倍多。若非特殊情况，作为食物补充是否有此需要？可谓见仁见智。其实，太过量不仅造成浪费，也加重肾脏排出的负担。其中好些成分，一片掰开一半或四分之一就足够了。

一些复合 B 制剂还加有类似 B 族维生素的对氨苯甲酸，胆碱，或肌醇：

对氨苯甲酸 Para-aminobenzoic acid（PABA） 常与叶酸（B9）同时存在，于蛋、奶、肉及全谷中较多。PABA 常用于改善皮肤、毛发健康，局部用于防晒膏。

胆碱 Choline 对神经系统的发育很重要，尤其对胎儿和婴儿，婴儿奶粉常加胆碱。它又是合成重要的神经介质乙酰胆碱 Acetylcholine 的原料。胆碱用于辅助治疗抑郁、智力衰退、健忘，及各种神经精神疾病；也用于辅助治疗肝病。胆碱被运动员用于增强体能。

胆碱在人体可由肝制造。肝、肉、蛋、鱼，坚果、豆类、菠菜等含有胆碱。

肌醇 Inositol 维持神经及皮肤毛发的健康，用于辅助治疗一些神经精神及皮肤疾病。

水溶性维生素还有

维生素 C（抗坏血酸 Ascorbic acid）

作用：强抗氧化物，能清除人体组织水溶液中的自由基，保护细胞、DNA 免受自由基的伤害。参与胶原蛋白形成，维持健全的结缔组织，因此利于皮肤伤口愈合，肌腱血管修复，降低微血管的脆性，及维护骨、牙健康；加强吞噬细胞功能和抗体形成，加强免疫，抗慢性病；帮助降低血胆固醇及三酸甘油酯，减少心血管病；助三价铁还原成二价铁以利吸收；促进血清素Serotonin合成，增加愉悦感；维生素C在肾上腺皮质的含量很高，参与皮质激素的合成。

日需量：60—90毫克。约相当于一个中等橙子的C含量。上限2000毫克。研究指出，每天摄取1克（1000毫克），只能吸收利用不到一半，其余将由肾排出。

新鲜蔬果、肉类均富含维生素C。高温、氧化、水洗、储存易破坏。

缺乏症状：牙龈出血，鼻出血，皮肤瘀斑，肌关节痛，伤口难愈合，严重的致坏血病Scurvy。

应用：治疗坏血病。维生素C于感染发热时会大量消耗，常加以补充。又用于多种疾病辅助治疗，防治牙龈出血、鼻出血，促进伤口愈合，减少骨关节炎的软骨磨损。配合铁剂治疗缺铁性贫血。因其抗氧化及增强免疫效应，可能有利于防治癌症、心血管疾病。也用于抗抑郁、延缓智力丧失。配合锌、维生素E及胡萝卜素防治老年性黄斑退变和白内障。配合维生素E减少尿蛋白。以及用大剂量防治感冒等。运动员用于增强体力和耐力。

附注：服用过量可致胃肠障碍，胀气，烧心，头痛，失眠。可能促进草酸盐和尿酸排泄而形成肾结石。癌细胞吸收大量维生素C，癌症病人应在肿瘤科医师指导下服用。维生素C会升高血糖。孕、哺妇女避免服用大剂量C（如1000—2000毫克／日）以防止可能的副作用。

本人经验，于多种病毒感染如单纯疱疹、带状疱疹、水痘、腮腺炎，用 500 毫克或以上的大剂量维生素 C，会使病情恶化。推测是因维生素 C 促合成皮质类固醇，抑制了免疫机能所致。仅供参考。

维生素（二）

脂溶性维生素

有维生素 A、D、E、K。

维生素 A(视黄醇 Retinol) 及 β-胡萝卜素 Beta-Carotene：两分子 β-胡萝卜素在体内转化成一分子维生素 A，但只于身体有需要时才会转换。

<u>作用</u>：维生素 A 为视网膜感光成分；又促进皮肤粘膜健康，加强皮肤、呼吸道和胃肠抗病能力；促进骨骼、牙齿成长及儿童长高；延缓衰老和失智。

<u>日需量</u>：3,000 IU（国际单位）或 900 微克（2001 年前建议为 5,000 IU）。上限 10,000 IU 或 3,000 微克。

动物性食物如肝脏、奶、蛋、鳗鱼等含维生素 A；植物性食物胡萝卜、番茄、甘薯、大豆、豌豆、南瓜，绿叶蔬菜特别是菠菜、羽衣甘蓝、花椰菜、莴苣，以及芒果、橙、杏等含 β-胡萝卜素。制剂有鱼肝油（含 A 和 D）、β-胡萝卜素，或维生素 A+D 等。

<u>缺乏症状</u>：皮肤角质化；眼干燥，夜盲，进而角膜软化致盲，是发展中国家儿童致盲的主要原因之一。免疫低下，易致感冒或皮肤感染。也可能与老年性失智及衰老有关。

<u>应用</u>：防治夜盲及角膜软化，以及因营养不良、胃肠肝胆疾病、甲亢、发热等致之维生素 A 缺乏症状；亦用于视网膜病变、黄斑退变，白内障，麻疹，疟疾，乳腺癌，口腔白斑，怀孕并发症；也用于改善皮肤健康，可以口服和外用油膏以防止皮肤老化、皱纹等。但效果还有待更多研究。

附注：一次性服用维生素 A 300,000 IU 的鱼肝油可致急性中毒，发生躁动、失眠、头痛、视力模糊、吐泻等。长期服用 100,000 IU 可致慢性中毒，出现疲乏、激动、胃肠障碍、多汗、低热。摄取大量胡萝卜素可致皮肤出现橙黄色斑纹，停服後退去。但服用过量胡萝卜素不会转成维生素 A 致蓄积中毒。

维生素 D：植物源的 D2 **麦角骨化醇** Ergocalciferol，及动物源的 D3 **胆骨化醇** Cholecalciferol）。两者都要在人体内经肝、肾转化成**钙三醇** Calcitriol 才能起作用。

作用：加强肠道吸收钙及肾小管重吸收钙，促钙沉积于骨。维持神经系统功能，促进愉悦情绪，对抗抑郁。加强免疫，可能阻止癌细胞生长及癌组织血管形成。

日需量：400 IU（10 微克）或建议 800 IU。牛奶、鲑鱼、鲔鱼、沙丁鱼、鲭鱼含较多 D。但多数食物及蔬菜水果含 D 少。太阳紫外线使皮肤生成 D3，是最好的来源。

缺乏症状：骨痛，骨质疏松，严重的致佝偻病或骨软化病。神经功能障碍，精神抑郁，这种情况在很多年青人尤其是女青年中存在。又可能与认知能力下降和失智有关。免疫功能失调，引致多种慢性病如心血管疾病、糖尿病或癌症如结直肠癌、前列腺癌、乳腺癌。

应用：治疗骨质疏松，缓解肌、骨疼痛。治疗佝偻病或骨软化症。辅助治疗心血管疾病、高血压、糖尿病、类风湿、老人失智症、自闭症 Autism。对抗感冒、哮喘、过敏性皮炎，抗抑郁等。但还需要更多的研究。

附注：半数美国人缺 D 和钙，这与缺少晒太阳及缺少户外活动等有关。为了补偿，很多食物都添加维生素D和钙，制剂 **钙+D3** 是受欢迎的保健品。

维生素D中毒主要因摄取维生素D制剂长期过量，如5,000 IU/日，同时服用高钙，导致血钙过高，尿排出大量钙，致多尿，出现食欲减退、恶心呕吐、腹泻或便秘，疲累，烦躁或淡漠。严重的可因心血管或肾钙化而死亡。

有报道（Stolzenberg-Solomon RZ, et al, 2006; Helzlsouer KJ, 2010），长期大量（1000 IU/日或以上）服用D，可升高胰腺癌发病率。

维生素E（Tocopherol，或译生育酚）

<u>作用</u>：增强男女性激素，增加精虫数量，维持性机能；是强抗氧化剂，消除人体组织油溶液中的自由基，防止自由基对细胞、DNA等的伤害；加强免疫功能；有谓能增强心、肝、肌肉功能。

<u>日需量</u>：30 IU 或15毫克。植物油脂都含维生素E，如大豆、玉米、花生油，菜籽油，加拿大芥籽油Canola，橄榄油等，但精制油失去大量E；坚果，花生，各种蔬菜水果，鱼、肉也含有E。加工食物常添加E。

<u>缺乏症状</u>：神经肌肉功能失调，视网膜病；阳萎，月经失调，不孕，流产；因红细胞易破裂而致溶血性贫血；毛发干燥掉落。

<u>应用</u>：可能抗慢性炎症，抗老，减缓失智，抗癌；减少过敏性疾病；防止血小板过度凝聚（即有稀血作用）；减缓慢性阻塞性肺病COPD；延缓骨质疏松。

<u>附注</u>：前有主张服大剂量维生素E以抗病抗老，後证明不确，且可致消化、神经副作用，如恶心、头昏、

21

眩晕、疲劳；并增加心脏病发病率。

维生素 K （甲萘醌 Menadione，有 K1、 K2、K3
等）。

作用：制造凝血因子，加强骨密度，缓解平滑肌痉
挛。

日需量：100 微克。肝，蛋黄，奶类，菠菜、花椰菜
等绿叶蔬菜含 K1，大肠内细菌可合成 K2，人工合成 K3
为水溶性。维生素 K 一般不易缺乏。

缺乏症状：各种出血。

应用：新生儿因肠道合成不足，需注射 K。用于各种
止血，如新生儿出血，经常鼻子出血（也有其它原
因），肝脏重病导致 K 不足引起的出血。帮助止咳平
喘。缓解腹痛或其它因肌肉痉挛引起的疼痛。辅助治疗
骨质疏松症。

市面上常见的维生素保健品，除了单一的维生素制
剂，还有**多种维生素 Multi-vitamins**，制剂有很多种，
其成分及含量不一，要看标签加于比较。其中一种剂型
是：每天服一粒，就可以满足各成分的每日需要量，标
签上每一成分都是日需量的 100%。有些制剂往往添加几
种微量元素，如碘、锌、硒、铜，或再加一些氨基酸之
类。

维生素并非多多益善，事实上，好几种维生素，如
B3（烟酸）、B6（吡哆醇）、C，尤其是脂溶性维生素
A、E，如摄取过量，都会有副作用甚至中毒，也可能与
某些药物冲突，或影响某些化验结果。这种情况多见于
大量服用单一制剂。2008 年，美国报告了 68,911 例维生
素中毒案例，其中 80%是婴幼儿。美国对摄取维生素的

上限没有严格规定，商家为了吸引顾客，似乎做得越大越好，顾客只好自求多福。欧洲各国却有规定，过量的算作药物，要医生处方。

大矿物质

人体需要的**矿物质 Minerals** 可以人为地分为两大类：大矿物质 Macrominerals 及微矿物质 Microminerals（或微量元素 Trace elements）。前者有钙、镁、磷、硫，及钠、钾、氯，组成器官组织结构，或为体液中的电解质成分，参与各种生理机能；后者如铁、碘、锌、硒、氟、铜、锰、铬、钼等，参与组成特殊蛋白质或酶，完成特定生理机能和代谢过程。

常见的大矿物质保健品是钙和镁，食物添加剂有时会有硫或磷。

钙 Calcium 是骨骼和牙齿的主要结构成分，它使骨骼和牙齿强固。钙在血中要保持一定浓度，在肌肉收缩、心脏跳动、神经传导、血液凝固等方面起重要作用。血钙过低可导致肌肉痉挛（也可以其它原因），心跳不规则。这时骨（和牙齿）中的钙会释出至血以补充，但长期会使骨质流失。

人体每天需要补充 1000 毫克即 1 克钙。青少年要长骨，老人特别是妇女绝经后骨质流失，要补充多一些。

奶类是钙的好来源，一杯（240 毫升）牛奶可提供日需量的四分之一。一杯豆浆也差不多。豆腐、豆类、坚果、各种蔬果、小鱼（带骨吃）都有很多钙。但骨头熬汤能溶到汤里的钙很少。不少食物制品添加了钙。饮用水特别是"硬水"含较多的钙，可是有些人嫌它成水垢而想把它除掉。

保健品的钙制剂很多，如碳酸钙（牡蛎壳磨成粉是天然的碳酸钙）、磷酸钙、枸橼酸钙、乳酸钙等。碳酸钙对一些人会引起胀气，乳酸钙对某些不能喝牛奶的人不合适。

有很多钙制剂的广告，其主要成分不外乎上述之一，是否哪一种真的更好？恐怕见仁见智。

Johns Hopkins 大学一团队发现（2016）：服食钙补品过多，会增加动脉斑块沉积，也可能促成肾结石。建议最好从食物取得钙。

不论食物或制剂钙，在消化道都只能吸收一部分，一般不超过 50%，补充钙时要注意。

钙的吸收和利用与维生素 D 有密切关系。维生素 D 促进钙在小肠的吸收和在肾小管的重吸收，以及沉积于骨骼。

美国人几乎有一半有缺钙和 D 的现象。缺少运动和少晒太阳，食物缺钙或 D，高油脂饮食，高磷酸饮料，都会造成钙或 D 缺乏。

磷 Phosphorus 在人体内的总量仅次于钙，是构成骨和牙的重要成份。所有细胞都有磷。血中的磷要维持一定浓度。

磷参与能量代谢，维持体内酸碱平衡，维持肌肉和结缔组织功能，参与制造激素。

磷的每日建议量是 700 毫克（或 1000 毫克）。

肉、禽、鱼、奶、蛋等动物性食物都含有丰富的磷。汽水多含磷酸盐，有些加工食品也添加磷。

磷缺乏或过多的情况都不多见。有研究认为喜欢喝汽水或加工食品的人易有磷过量，影响钙的运转，导致骨质流失。

钙和磷受甲状旁腺激素 Parathyroid hormone（PTH）的调节：当血液中的钙浓度减少、或磷浓度过高时，PTH 通过加强肠对钙的吸收，减少肾的钙排出，及动用骨（和牙齿）的钙，使血液中的钙浓度升高，与此同时肾排出过多的磷，从而恢复血中钙、磷的平衡和稳定。

镁 Magnesium 与钙类似，主要在骨骼，与钙共同维持骨骼的健康。镁在血液中含量不多，但必须维持一定浓度，与很多功能有关。镁是多种酶或辅酶的成分，广泛影响代谢和机能活动，包括能量产生、蛋白合成、神经传导、肌肉收缩和松弛、心脏节律、血压调节、血糖控制等等。

每日需要量：男 420 毫克，女 320 毫克，年幼减少，孕哺增加。

缺镁的情况不少见，老人、嗜酒者、慢性胃肠道病人、糖尿病人更易发生。症状有疲倦、食欲不振、恶心，继而手脚麻木、刺痛、抽筋（肌痉挛），或心律不整。有些人容易发生肌痉挛，除了考虑是否缺钙，也可考虑是否缺镁，因为镁对维持肌肉正常松弛很重要。长期缺镁可能与高血压和心血管疾病、糖尿病、骨质疏松、偏头痛有关，研究表明补充镁有好处，但还需要更多证据。美国印第安纳大学研究发现，缺镁会大幅增加胰腺癌的风险。

绿叶蔬菜、豆类、坚果、全谷，以及鱼、肉、禽都有镁，饮用水也含有少量镁。从饮食中摄取镁是最好的方法。

镁制剂有多种，氧化镁较容易吸收和利用；枸橼酸镁、乳酸镁、天冬氨酸镁较缓和；而硫酸镁、碳酸镁、葡萄糖酸镁服用过量，可能致泻。

一些利尿药、制酸药、抗骨质疏鬆药、抗生素，可能升高或降低血中镁的浓度。

硫 Sulfur 参与组成皮肤、肌肉、骨骼的蛋白质结构，是人体所需的三种含硫氨基酸即甲硫氨酸 Methionine、胱氨酸 Cystine 和半胱氨酸 Cysteine 的成分。

硫广泛影响物质及能量代谢，参与组成胰岛素调节血糖，组成重要的抗氧化物谷胱甘肽 glutathione 以消除自由基，进而延缓老化，抗癌，抗慢性病等。

肉、鱼、蛋、奶、豆类、坚果、芦荟，以及葱、蒜、薑都含有很多硫。

钠 Sodium 是人体细胞内、外及血液中的重要电解质，参与器官组织的各种生理活动，必须维持一定的浓度和平衡，平衡失调将导致严重的疾病。

钠是一般情况下只怕摄取过多而不怕过少的营养素，美国官方的饮食指南 Dietary Guidelines 要求每日摄取钠应少于 2300 毫克，约相当于一茶匙或 5 克食盐。有高血压、糖尿病、或肾病的人应低于 1500 毫克。但多数美国人摄取量都高达 150%，亚洲人更高达二倍，值得警惕。

血中钠过高时，身体为了维持血液一定的钠浓度和渗透压，必须吸收大量水分入血，因而增加了血容量，使血压升高；钠沉积于动脉管壁，又会增加动脉对升血压激素的敏感度，也使血压容易升高。长期摄取过多钠的危险是促成高血压、心血管疾病等。

除了食盐（氯化钠 $NaCl$，含钠 40%），很多食物都含有钠，要注意食物标签所示，饮食中要把这些钠考虑进去。

钠也有缺乏的情况：大量出汗或呕吐腹泻会令钠流

失，补充水分时要注意补充钠，如适当加盐；输液（打点滴）要用生理盐溶液。短时大量饮水导致血中钠浓度急剧降低，可能造成脑水肿，出现恶心、头晕、意识模糊等症状，严重的可危及生命。

钾 Potassium 和钠一样，也是人体细胞内外及血液中的重要成分，参与器官组织的各种生理活动，必须维持一定的浓度和平衡。

建议的钾每日需要量：男 3400 毫克，女 2900 毫克。跟钠相反，很多人都摄取不足。

新鲜肉、鱼、奶、菠菜、香蕉、鳄梨、蘑菇、马铃薯、豆类、杏仁，都是钾的好来源。菜汤含钾多。蔬菜过度洗或煮会使钾损失。

缺钾往往是吃蔬果不够。钾过低会出现肌无力、心律改变，可见于严重吐泻；也可见于服用类固醇或某种利尿药（如治高血压或心脏病的双氢氯噻嗪 Hydrochlorothiazide），医生往往会同时给钾制剂以补充。

钾中毒易发生于肾功能减退或服用过量钾制剂的病人，会出现心律紊乱，衰弱，肌无力，甚至晕跌，要及时处理。曾有一病人服利尿性降血压药，因该药会排出钾，医生给他同时服用钾制剂。后来病人觉得血压已经控制，就自行停服降压药，但没有同时停服钾，导致血钾过高，几乎出了危险。

体内钠钾平衡由类固醇激素（主要是醛固酮）调节，因此服用类固醇药物可能影响钠钾平衡，留钠、排钾，导致水肿和高血压。

氯 Chlorine 也是体液的重要电解质，又形成胃酸

28

（其主要成分是盐酸HCl）。

除了食盐氯化钠，氯也存在于各种动植物食物中。

与鈉相似，氯也往往被摄取过量。血中氯过低或过高的情况一如鈉。

微量元素或微矿物质

人的机体是很奇妙的，它需要多种元素，哪怕只是一点点，来帮助它运转，若是缺乏了或过多了，机体就会运转不灵，生出疾病。

碘 Iodine 是调节生长和代谢的重要激素——甲状腺激素 Thyroid hormones 的重要成分。

缺碘导致甲状腺肿 Goiter，以前在闭塞的山区常见。又可导致甲状腺自免疫疾病，或妇女不孕。怀孕期间缺碘可引起高血压；甚至导致胎儿神经系统发育障碍，影响智力。

碘中毒多因用药不当引起。食用含碘高的食物如海藻，一般不会导致碘中毒，因为人体有很强的碘调节机制，会将过剩的碘排出，但还是不要连续吃大量。

每日需要量：150 微克 mcg，孕哺增加。碘化食盐、海藻及海产是很好的碘来源。

铁 Iron 是血红蛋白 Hemoglobin 的重要组成部分，协助红细胞携带氧到全身器官组织。

人体内肝、脾、骨髓储存一些铁。缺铁早期表现如精神不振、容易疲乏、头晕、气短；进一步发展至缺铁性贫血，致脸色苍白、有气无力；或皮肤感觉异常、刺痛，小腿不自主抽动。常见于经血量多的妇女，以及产后或外伤大出血、溃疡病或痔疮慢性失血，慢性胃肠道疾病致铁吸收不良，以及寄生虫如钩虫感染的病人。

铁的每日需要量为 18 毫克，婴幼儿、青少年生长发育期需要较多。生育期或怀孕期妇女，最好在医师指导下适当补充铁制剂。老人特别是男性，可以适当减少，因为铁损失不多。

含铁多的食物如内脏、红肉、禽、鱼、蚬、蚝、蛋黄，但奶类含铁少；植物源的全谷、豆类、坚果，绿叶蔬菜如菠菜、羽衣甘蓝、红苋菜、绿花椰菜也不少。含铁最多的是紫菜和黑芝麻，几乎是菠菜的 10 倍。动物源铁比植物源铁更易被吸收利用。婴儿奶粉常添加铁，适用于六个月后的婴儿，因为六个月后自母体留下来的铁已所剩无几。有些加工食品也添加铁。维生素 C 帮助铁吸收和利用，常同时服。钙可能影响铁的吸收，所以最好分开服。

铁中毒不多见，主因服用过多铁制剂，表现疲乏、恶心、头晕、食欲不振等，严重的可致昏厥或死亡。长期摄入过多铁，尤其于男性，可能对心脏不利。

锌 Zinc 是很多酶的组成部分，与生殖、胎儿发育、生长、皮肤毛发健康、伤口愈合、免疫机能，以及味觉都有关系；近更发现锌能抑制病毒复制，对多种病毒性疾病有辅助治疗效果。

每日需要量约 15 毫克。孕哺增加。

锌缺乏导致生长发育迟滞，食欲不振、腹泻，掉发、皮肤粗糙、指甲脆弱，性机能低下，视力障碍，伤口难愈合，免疫功能差致容易感染。孕哺、老人、素食、嗜酒、消化吸收障碍、肝、肾病人较易有锌缺乏。

人体内很少储存锌，所以要经常补充。含锌最多的是牡蛎，其次是肉特别是红肉、禽、鱼、全谷、坚果、豆类、蔬果。不少加工食品也添加锌。

锌制剂有多种，最好在医师指导下服用，因为摄取过量容易中毒。

铜 Copper 是很多种酶的组成成分；又助铁的储存和

利用，防治贫血；维持神经、骨骼、血管健康；促进免疫。

每日需要量：1—2毫克。

虾、牡蛎、豆类、坚果、全谷、肉类特别是内脏都含有铜。一般不会缺乏。

硒 Selenium 是抗氧化剂，参与 DNA 的修复，与抗癌、抗老、抗认知衰退，及抗心血管等慢性病有关。以前中国东北某地区的"克山病"（一种心肌病），原因之一便是土壤缺硒。癌症病人往往有血中硒低下。甲状腺含硒量很高，表示硒代谢活跃，硒缺乏可能引起甲状腺疾病。缺硒也可导致不育。

每日需要量：50—70 微克，孕哺稍增。

含硒最多的是巴西坚果 Brazil nuts，小小一粒就可以满足一日需要。海产和内脏含有丰富的硒，其次是肉、奶、谷物、大蒜、蘑菇，但蔬果含硒很少。同一产品，因地区土壤含硒量不同而有很大的差别。

慢性硒中毒可见于摄取过量巴西坚果，表现为呼吸有大蒜和金属气味，掉发、指甲脆，以及皮肤及神经方面的症状。急性中毒常因误服过量硒制剂。

锰 Manganese 组成某些酶参与代谢，维持骨骼、皮肤健康，也与血糖调节有关。

每日需要量为 2 毫克。

很多植物性食物如橄榄、麦片、菠菜、糙米、大豆、蓝莓、辣椒、葱、蒜等都含有丰富的锰，很容易满足需求。反而是动物性食物含锰极少。只要是均衡饮食，锰缺乏或过量的情况很少见。

【助记忆：蔬果多锰少硒，肉类多硒少锰】

氟 Fluoride 保护骨骼、牙齿，防龋齿。

缺氟或氟过量都少见。

有些地方的自来水用氟消毒。茶叶、海产富含氟。牙膏往往添加氟。幼儿应避免过度使用含氟牙膏，否则可致牙齿出现斑点。

铬 Chromium 参与脂肪代谢及胆固醇合成，也参与胰岛素调节血糖；又与脑神经发育和类固醇激素制造有关。

每日需要量：30 微克。

酵母、肝、蛋、全谷、蔬果都含有铬，不易缺乏。

钼 Molybdenum 帮助硫的利用，也与神经发育有关，又是抗氧化物。缺乏的情况很少见，因为很多食物如豆类、蔬果、蛋、奶、肝、鱼都提供钼。

其它微量元素还有镍 nickel、硅 silicon、钒 vanadium、钴 cobalt 等，一般不易缺乏。

这篇内容很零碎，权当备查吧！

钙+D3

一种常见的"补骨"保健品是**钙**+D3.

很多人都知道要补充钙。说到钙，首先想到的是钙能"补骨"，可以防治骨质疏松。

钙是骨骼和牙齿的主要结构成分。人体内的钙约有1000克（一公斤），其中99%存在于骨和牙齿。骨骼中的钙主要是磷酸钙，占85%；其次是碳酸钙，约10%。钙使得骨骼和牙齿强固。

血液中的钙不多，但要严格维持在一定范围：8.5—10.7毫克/升，它在神经传导、心脏跳动、血压调节、肌肉收缩、出血凝固，及免疫功能等方面都起着不可或缺的作用。

血液中的钙浓度太低，会引起神经肌肉的兴奋性升高，明显的表现就是肌肉容易痉挛（但肌痉挛也有其它原因），也会造成心律失常及其它障碍。这时人体就会通过甲状旁腺激素PTH把骨和牙齿中的钙释放出来，以维持神经肌肉的安定和心脏的正常活动，以及保证其他器官机能的进行。因此骨骼和牙齿也是人体的钙储存库，可以随时调用。可是长时间血钙过低，经常要从骨和牙齿释出钙至血中，就会造成骨和牙齿缺钙。

人每天需要钙约1克，即1000毫克。青少年要长骨，相对要多一些：1300毫克。30岁左右是人体骨钙储存的顶峰，以后逐渐减少，要开始注意补充。怀孕和喂乳妇女要摄取足够钙（不少于1000毫克/日），以供应母婴需要，以前民间有谓"得一子，损一齿"，便是因为没能摄取到足够的钙，长期从骨、牙移出钙至血，以致牙齿缺钙所致。五十岁以后，特别是女性，由于雌激素减少，造成骨质流失，每天要补充1200毫克。

很多食物都含有钙。奶及其制品是钙的良好来源，一杯（8盎士，约240毫升）奶可提供300毫克钙；海带、沙丁鱼、鲑鱼、虾、坚果、豆类、橙、桔、甘蓝、白或绿花椰菜、椰菜、各种绿叶蔬菜也含有不少钙。不少营养食品都添加钙。

还有各种各样的钙制剂，如碳酸钙、磷酸钙、柠檬酸钙、乳酸钙等；葡萄糖酸钙则多用于注射。螯合钙是钙与苹果酸螯合而成，往往同时有镁或锌。

碳酸钙便宜，和食物同服，肠内吸收好，可是有人服后会发生胀气和便秘，与镁配合服用好一些。磷酸钙略贵，吸收也好，不容易引起胀气或便秘。柠檬酸钙和乳酸钙含钙较少，然而吸收较好，可以空腹服。很多东方人不能耐受牛奶，不宜用乳酸钙。苹果酸螯合钙空腹服用，吸收也很好。又有一些天然钙制剂，如牡蛎壳Oyster shell或石化珊瑚Fossilized coral磨粉制片，主要含碳酸钙，还含有一些镁和其它有用的微量元素，吸收亦不错。就是怕有污染，不如化学合成的比较纯净。

市场有很多广告促销的钙制品，但真有哪一种比一般碳酸钙、磷酸钙制剂更好？不知道有那一個品牌能提出有力的科学根据？

Johns Hopkins 大学一团队（E. Michos, 2016）发现：服食钙补品过多，会增加动脉斑块沉积，从而增加心脏病风险，也可能促成肾结石；可是从食物中摄取钙则不会。建议最好从食物取得钙。

不论食物或制剂的钙，在肠内都只能被吸收一部分，一般不会超过50%。人体腸吸收钙一次最多500毫克，多了会随大便排掉，所以没有必要一次服太多。服用钙制剂时，要注意这些"七折八扣"。

有人以为骨头汤可以提供丰富的钙，然而除非把骨磨成粉，否则，大块骨能溶解到汤里的钙很有限，不如吃小鱼（连骨）能摄取钙更多。

自来水含有钙，主要是碳酸钙，会沉淀生成水垢。含的碳酸钙越多，自来水"硬度"越高，越容易生成水垢。很多人误认为这不是好东西，要把它除掉，其实就是我们要补充的碳酸钙。自来水出厂前要经过一系列处理和严格检查，但不会把碳酸钙去掉。

食物缺钙是一个世界性的问题。美国人很多都营养过剩，整天考虑节食减肥，但有过半的人饮食中的钙达不到标准。

除了饮食供钙不足外，缺少维生素D，过度高油脂膳食，汽水类高磷酸饮料，食物加碱，或服用抗酸药物，抗生素，或Aspirin，也会妨碍钙的吸收。缺少运动，长期使用类固醇，都会造成骨钙流失。

长期过量摄取钙（多因过量服用维生素D及钙制剂引起，一般不易发生），会导至便秘。又会造成高钙血症，影响磷的吸收，伤害肾功能；也可能促成肾结石。

钙的吸收和利用要靠维生素D。

维生素D主要有二种形式：**麦角骨化醇Ergocalciferol**，即D2，从植物中来；**胆骨化醇Cholecalciferol**，即D3，从动物中来。人皮肤中的7-脱氢胆固醇经紫外线B（UVB）照射就变成D3。有研究（Tripkovic L et al，2017）显示，D3的效果比D2高一倍。不论D2和D3，都要经过肝和肾羟化成**钙三醇Calcitriol**，才能起作用，肝肾功能不好，会影响钙三醇的生成。

维生素D促进钙、磷在小肠的吸收和钙在肾小管的重吸收，以及促进钙在在骨中的沉积。D缺乏影响钙的吸收和沉积，是骨质疏松的一个重要原因，早期症状之一是骨痛和肌无力。严重缺D导致幼童佝偻病Rickets或成人软骨病Osteomalacia，可见于恶性营养不良。

越来越多的研究表明：维生素D的作用远比上面所述的多：

维生素D调节人体免疫机能，促进淋巴细胞的活性。维生素D缺乏的人较容易得感冒、肺炎、肺结核，又与糖尿病、类风湿、湿疹、牛皮癣、红斑性狼疮、多发性硬化的发病有关。

维生素D缺乏与高血压、冠心病、高血脂特别是与极低密度脂蛋白VLDL及三酸甘油酯升高明显相关。

维生素D缺乏的早期症状之一是头部容易出汗，特别是婴幼儿，可能是影响了自律神经系统的机能所致。

缺乏维生素D容易发生抑郁症，可能因影响了脑内血清素Serotonin（与愉悦情绪有关的神经介质）合成的缘故。不少青少年尤其是女性青少年有这样的问题，值得注意。

缺D也可导致认知能力下降。有研究表明：孕三月缺D，幼儿较易有学习障碍。

维生素D有助于缓解停经期症群、尿失禁、及男性勃起困难。

有研究（P　J Gregory，2017）表明：血中维生素D浓度低，与降血脂药Statins引起的全身肌肉酸痛有关。

维生素D促进维生素A的活性；又调节锌、铁代谢。而A、D、锌、铁缺乏被认为与老人失智症、 帕金森病、小腿多动症Restless legs syndrome有关。

充足的维生素D被证明可减少结肠直肠癌、乳癌、前列腺癌的发病率。但也有报道（Stolzenberg-Solomon RZ, et al, 2006; Helzlsouer KJ, 2010 ; N. MacReady, 2017），长期服用 1000 或至 4000 IU/日的大剂量 D，可升高胰腺癌发病率。

一项大规模的研究统计表明：维生素 D 水平偏低的群体，总死亡率明显偏高。

维生素 D 的每日需要量被定为 400 IU（国际单位），或 10 微克（mcg 或 μg）。有认为应提高至 800 IU。老人，深色皮肤（会将紫外线吸收掉而妨碍 D 生成）或缺少日晒的人应补充多些。孕妇、哺乳妇女，建议每日摄取 2000 IU。有肠道、肝、肾疾病的人，D 吸收或转化不良，也要补充更多 D。

怎样取得足够的 D？遗憾的是，含 D 丰富的食物不多。最多的是鳕鱼肝，10 毫升鳕鱼肝油 Cod liver oil 大约可以提供 900 IU，足够一天需要量了。含油脂多的鱼如鲱鱼，其次如鲶鱼、鲑鱼、沙丁鱼，虽说含 D 较多，实际上仍然有限。一个鸡蛋只提供约 20 IU。蔬果能提供的 D 很少。

在美国，有 50% 以上的人血中维生素 D 偏低。尽管其它各方面营养过剩，唯有缺 D 和钙是个普遍问题。因此，添加维生素 D 的食物大行其道，差不多是维生素 D 的主要饮食来源。

有一个既丰富又便宜的维生素 D 来源：晒太阳。太阳幅射线中的紫外线 B（UVB），可以有效地将人体皮肤中的 7-脱氢胆固醇转化为 D3。平均来说，每周二次，每次 15 分钟晒太阳，所生成的 D3 量便可以供应人体一周需要。

晒太阳的效果随着季节、时间、地点（如纬度高低）、个人（老年人，皮肤色深的人效果较差）而有所不同。上午十点至下午三点，UVB 最强，早或晚太阳斜照，UVB 多被大气层阻隔。因此，要想多生成 D，最好在中午前后短时间晒太阳。沙滩，雪地，水面可以反射紫外线达 80%，意即效果几乎可以加倍。

但是过度晒太阳，UVB 可烧伤皮肤，积累日久可能引发皮肤癌。因此晒太阳要注意适量。无论如何，皮肤晒得红痛表示第一度晒伤，是应该避免的。又据报道，晒太阳超过 20 分钟，生成 D 和降解 D 的速度达成平衡，就是说，长时间晒无益。多次小量晒较合理。

防晒膏可以阻隔 95% 以上的 UVB，当然也大大地阻碍了维生素 D 的生成。

服用维生素 D 会不会过量？一般不容易，因为引起中毒所需的 D 剂量很高，往往只发生于服用大剂量 D 制剂，如连续每天超过 4000 IU。维生素 D 中毒可引起血压升高，胃肠或神经症状，以及继发的高钙血症，也可能导至肾结石。

食用纤维

长期以来，人们以为加工精细的米麦食品才是"高级"的。直到二十世纪60年代，医学家发现，食用"粗粮"的社会群体，心血管疾病、糖尿病发病率低，**食用纤维Dietary Fiber** 才引起人们重视。

谈起纤维，人们很快会想到蔬菜水果中筋筋渣渣的东西，不溶于水，不被消化，有利于帮助排便。其实那只是纤维的一种——**不溶性纤维 Insoluble fiber**，有纤维素Cellulose、木质素Lignins 等。另外有一种纤维，没有"纤维"的形状，可溶于水，可是不能被人直接消化吸收，叫**可溶性纤维 Soluble fiber**。以苹果为例，果皮属于不溶性纤维，而果肉中便含有很多可溶性纤维，有果胶Pectin、糊精Dextrin、菊糖Inulin、及其它寡醣Oligosaccharides 等。

食用纤维可以引起饱感，利于减肥。

食用纤维的不溶性纤维有利于排便，可溶性纤维也可以，因为它溶于水后变成凝胶Gel，饱含水分，增大体积，跟不溶性纤维一样刺激大肠运动，避免便秘，也减少痔疮的生成；又可以缩短毒物或致癌物在大肠内停留的时间。

可溶性纤维凝胶敷在肠壁上，能保护结肠粘膜，减少有害物质如汞、铅和其它有机或无机毒物的侵蚀，从而减少结肠炎、结肠易激症群、结肠息肉、结肠癌等；也可以减少葡萄糖的吸收，对糖尿病病人有利。

可溶性纤维的寡糖、菊糖是结肠益生菌Probiotics 的食物（即所谓益生原Prebiotics），从而增加益生菌，减少有害菌群，有利于防止各种结肠感染。

可溶性纤维一部分在结肠内被细菌酵解，生成短链脂肪酸，有丁酸、丙酸、乙酸，它们有很多作用：

- 增加结肠内的酸度，帮助微量元素吸收；

- 提供结肠细胞能量，保持粘膜健康；

- 影响胰岛素，调节血糖代谢，减少糖尿病的发生；加上可溶性纤维形成的凝胶减少肠内葡萄糖吸收，所以糖尿病人多摄取纤维有好处；

- 抑制肝内胆固醇合成过程，从而降低血中胆固醇、也降低三酸甘油酯及低密度脂蛋白 LDL 的浓度，减少心血管疾病；

- 刺激白细胞、淋巴细胞、细胞因子 Cytokines 及抗体生成，增强免疫机能。

各种蔬菜、水果、豆类、薯类、浆果、坚果、全谷、麦片，都含有多量纤维：其皮或麸为不溶性纤维；而其肉或髓，或果汁、果酱含多量可溶性纤维。一杯谷类食品 Cereal 含纤维达 20 克，煮熟的乾豌豆、扁豆、菜豆约 15 克，煮熟的黄豆、新鲜豌豆约含 8 克，麦片 12 克，都是含纤维高的食品。从食物中摄取纤维，是最好的办法。

美国食品药物管理局 FDA 建议，成人每日摄取食用纤维应不少于 25 克。不过一半以上的美国人都达不到标准。

虽然食用纤维一般不被消化，但是少量可溶性纤维被肠内细菌发酵后仍可被吸收，因此也像醣类可以产生热量，虽然不多，也标示在食物"营养资料 Nutrition Facts"上。

食用纤维保健品多由红萝卜、苹果、梅、桃、荞麦、燕麦、谷物、蔬菜提取制成，有各种各样的商标名称。

　　婴幼儿不宜长期服用食用纤维保健品，怕影响消化道功能的正常发育。

膝关节保健品：葡糖胺　软骨素　甲磺酰甲烷

年纪大了，很多人都有腰酸背痛或关节痛，有些人甚至止痛药不离身，相应的保健品也大行其道，摆在药店显眼处的，常有葡糖胺一类。

葡糖胺常单独或与软骨素或/和甲磺酰甲烷组成食物补充剂，被认为有利于骨关节的健康，缓解老年性骨关节炎Osteoarthritis及其它关节炎疼痛。

葡糖胺Glucosamine是什么？它是身体组织的一个成分，尤于肌腱、韧带、关节软骨、滑液中含量多，可能有修补软骨、增加滑液的作用。有研究认为对骨关节炎如膝的骨关节炎有效。它缓慢起作用，一般需要4－8周。久、重病及老、胖病人效果较差。长期服用，可能减少关节磨损，防止继续恶化。

商用葡糖胺多由贝壳制造，也可由谷、麦发酵，或化学合成，有多种不同产品。建议剂量是每天1500毫克。

软骨素Chondroitin是软骨的重要组成成分。民间观念"吃什么补什么"，据称可以修补关节软骨，帮助关节润滑，减轻关节肿痛。制剂由动物软骨制取，一般剂量是每天1200毫克。

甲磺酰甲烷Methylsulfonylmethane（MSM）广泛存在于人体及动植物中，洋葱、葱、蒜、蔬菜、坚果、种子、蛋、奶含量不少，也可以化学合成。被认为可以减轻关节、肌肉疼痛，以及其它方面的功效，可能是因为它提供硫或磺酰基给身体很多酶，加强它们的活性。一般剂量是每天1000—1500毫克。

葡糖胺加上软骨素或甲磺酰甲烷，两样合用的商品，被标示"加倍给力"Double Strength，三种合用为"三倍给力"Triple Strength；或标示"活动自如"Move free，受到很多人欢迎。

然而包括美国国家卫生研究院 NIH 等的大量研究及临床报告，结果并不一致。自然医学资料库 Natural Medicines Comprehensive Database 评定葡糖胺对老年性骨关节炎"近似有效 Likely Effective"（介于"有效 Effective"与"可能有效 Possibly Effective"之间）。美国食品药物管理局 FDA 至今没有批准其任何一种作为治疗关节痛用，但不少欧洲国家批准为药用。

葡糖胺或其合剂也被用于治疗其它多种疾病，包括肌肉、骨骼、心血管、泌尿道、眼的疾病，但还需要更多的证据。分别有研究表明，葡糖胺可能影响血糖、胆固醇或血压。虽无确证，病人服用葡糖胺期间最好经常监测这几项指标。这类药与其它抗凝血药如 Warfarin，Aspirin 同用，可能引起出血。有人对其中成分会过敏。孕妇和小孩应征询医生后服用。

针灸、理疗等常用于治疗骨关节痛，往往有好的效果。多种中药被用于治疗骨关节痛，有些是通过祛风去湿、活血化瘀以止痛治标，前者如秦艽、独活、桑枝、威灵仙，后者如桃仁、红花、川芎、丹参；有些是补益治本，如杜仲、牛膝、当归、枸杞等。也有很多成药，各有所长。各人情况不同，要请中医辨证论治。注意有些中药有毒，如川乌、草乌；有些成药含动物药或重金属，如大活络丹，在美国是禁药。有些合并止痛西药以提高疗效，这本来合理，但要明确标示。据说有些掺入类固醇而没有标示，要特别小心。

也有很多外用药油、药酒、药膏或敷贴剂，这些外用药往往含有水杨酸甲酯 Methylsalicylate，或樟脑、薄荷、桉叶油、三七等，起活血通络，消炎退肿的作用；有些还含有局部麻醉剂。要注意这些药虽然外用，也会被皮肤吸收，过量可能引起全身副作用甚至中毒。

平时注意关节的保健，经常作适当运动是个好办法。年龄渐大，骨质变脆弱，关节软骨渐磨损。软骨本身无血管，营养要靠周围软组织的活动以渗透进去。适当运动，加强血液循环，能延缓骨质流失与软骨老化。但不恰当的或激烈的运动可能造成伤害，譬如上下楼梯、登高、举重，都会加重膝关节的负担，老人应该尽量减少或避免。

胶原蛋白　明胶　透明质酸

　　胶原蛋白 Collagen，简称**胶原**，是人体的一种重要蛋白质，几乎占人体蛋白质总量的三分之一。它由甘氨酸、脯氨酸、羟脯氨酸扭成三螺旋式细长的原纤维 fibril，再集合成束状的**胶原纤维** Collagen fiber 形式，有多种类型，最常见的是第一型和第二型。胶原纤维具有很强的伸展能力，其原纤维的强度以单位重量来比较，比钢丝还要强。

　　胶原纤维是韧带和肌键的主要成份。它组成骨、软骨和牙齿的框架，以支持矿物质沉积，而胶原蛋白的老化是导致骨质疏松和软骨磨损的原因之一。

　　皮肤真皮层的胶原纤维形成网状，细胞得以生长其间；胶原蛋白又与弹力蛋白 Elastin 配合，保持皮肤弹性，而胶原蛋白的老化和减少，则使皮肤出现皱纹。

　　胶原蛋白也是毛发、指甲以及眼角膜（结晶形式）的主要成份。

　　胶原纤维又形成血管以及消化、呼吸、泌尿等管腔器官的架构，让其它细胞和组织附着充填其中。以胶原纤维为主的结缔组织，组成肝、肾等脆弱脏器的内部支架和外面包膜，起支持保护作用。

　　胶原蛋白主要由结缔组织的各种细胞，特别是成纤维细胞分泌生成。其生成速度于 40 岁后递减，妇女停经后及男人 60 岁后，生成明显降低。紫外线、吸烟、高糖饮食伤害胶原蛋白，而维生素 A 和胡萝卜素、维生素 C、脯氨酸（蛋、奶酪、肉、大豆含有）、花青素 Anthocyanidin（多种蔬果含有），及适当激光刺激有利其生成。

　　医用胶原蛋白可以从人体本身组织取得，也可以自猪、牛、羊的组织提炼。

胶原蛋白被宣称可以缓解骨关节炎疼痛；外用可以使皮肤光滑，减少皱纹，可是由于胶原蛋白分子很大，无论内服或外用，吸收都很有限，所以效果存疑。但作为皮肤充填剂，用于改善皮肤皱纹和老化，效果较好。

胶原海绵、薄片、或凝胶做成的敷料，被广泛用于烧伤、骨科、外科、牙科，以帮助组织再生。胶原敷料比人工敷料优越，在于它是天然的，有利于引导皮肤新细胞移向伤口，成纤维细胞及肉芽组织容易生长其上；它还有抗菌和止血的效果，这点对伤口愈合很重要。

明胶 Gelatin 是胶原蛋白的部分水解产物，是水解成的多肽和残留胶原的混合物，易溶于热水，冷後成凝胶 Gel。明胶大量用于食品、医药，及工业。医用明胶多由猪皮或牛骨制取。

明胶或胶原水解产物用于治疗骨关节炎等，效果并不肯定，美国、欧洲都没有批准其药用，但加拿大于 2013 年批准该类产品可标示"有助减轻骨关节炎疼痛"。也用于类风湿关节炎、骨质疏松，或增强骨、关节或指甲、毛发。

胶原蛋白第二型的水解混合产物中，有硫酸软骨素和透明质酸。

硫酸软骨素 Chondroitin sulfate 常配合葡糖胺 Glucosamine，是常见的（膝）关节保健品。

透明质酸 Hyaluronan、hyaluronic acid，又称**玻尿酸**、琉璃醋碳基酸。玻尿酸為錯誤譯名，hyaluronic acid 的 hyal-指透明，uronic acid 是醋醛酸，與尿酸 uric acid 毫無關係。透明质酸既是保健品，其中有些品牌也经 FDA 批准作治疗用。

透明质酸广泛存在于结缔组织、肌腱、韧带、关节软骨、滑液，以及上皮组织和神经组织中，是细胞外液的重要成分，起支持、缓冲作用，并助细胞增生和迁移。透明质酸又是关节滑液以及眼球内液体的重要成分，增加粘滞度，是很好的润滑剂。

透明质酸分子比明胶或胶原蛋白小，易吸收，无毒，不易引起异体过敏反应。可以口服、注射或外用。

研究表明透明质酸可以减轻骨关节炎的疼痛，改善关节功能。推测是因能改善关节滑液效能；又谓可抑制产生痛觉的神经介质，发生止痛效果；也有认为透明质酸可能沉积于关节软骨，由于其多孔、易渗透、亲水的性质，吸引组织再生，或刺激软骨细胞生成软骨基质，修补损伤软骨，延缓骨关节炎的进展。

透明质酸常用于关节腔内注射，但临床报告结果并不一致，有谓不比类固醇注射好，其效果、维持时间、副作用都还待更多的研究。

透明质酸被用于白内障晶体植入和角膜移殖。

透明质酸用于加速伤口愈合，但效果存疑。

透明质酸有很强的吸湿特性，可以保持 50 倍本身重量的水分，用于改善皮肤营养，保持皮肤柔软光滑，缓解干燥，减少皱纹。

另一方面，由于透明质酸具有利于细胞移行的特性，可能是恶性肿瘤扩散的一个因素。

透明质酸也可以人工合成。

胶原蛋白、明胶、透明质酸都有口服或外用的保健品。

眼保健品

眼是人体最重要的感官，正常人通过眼传入的信息占90%。

与眼有关的保健品，常见的有：维生素A及β-胡萝卜素，直接与感光有关；叶黄素、玉米黄素、虾黄素，起保护作用；此外还有富含ω-3(Omega-3)不饱和脂肪酸的鱼油等 。

维生素A，也叫视黄醇Retinol，在视网膜周边的视杆Rod形成视紫红质Rhodopsin，及在黄斑的视锥Cone形成视青质Iodopsin。视杆感受弱光(背景光)，使我们在微弱的光线中看见物体；视锥感受彩色光，让我们在亮光下看见五颜六色，同时使形象更加清晰。

此外，维生素A对维持皮肤、粘膜、骨骼、牙齿的健康，以及在生殖、生长、免疫功能等方面都有重要作用。

建议日需量为900微克(mcg或μg)，或3000 IU(国际单位)，婴幼儿减半，孕、哺增加。

维生素A主要食物来源为动物的肝，还有牛奶、鸡蛋、内脏、瘦肉、以及食物添加剂和保健制品，著名的如由鳕鱼肝制成的鳕鱼肝油Cod liver oil。

注意鱼肝油与鱼油Fish Oil不是一回事（参见下一章）。

平衡饮食Balanced diet一般不会缺维生素A。维生素A缺乏多因营养不良，或消化吸收障碍、肝胆疾病所致。会造成眼球干燥、暗适应变慢、夜盲，进而角膜浑浊、糜烂、软化致盲，是一些发展中国家的儿童常见的致盲原因之一。维生素A缺乏也会使皮肤角质化、粗糙、脱屑、老化起皱；呼吸、消化道粘膜角质化，导致呼吸道容易感染、或消化不良。年纪越小，影响越严重；还可导致生长发育障碍。

但服用大剂量维生素A制品（>250,000 IU）会急性中毒，致恶心、腹痛、视物模糊、头痛、嗜睡或烦躁、皮肤起疹。维生素A油溶性，不像水溶性维生素B、C容易排泄，长期过量（每天100,000 IU）摄取维生素A，在体内累积可致慢性中毒，反而使口眼皮肤干燥，以及头痛、失眠、掉发、低热等。胎及婴幼儿尤其敏感，可能导致生长缺陷。

植物没有维生素A，但提供前维生素A（Pro-vitamin A），主要是β-胡萝卜素（β-carotene），是类胡萝卜素Carotenoids中的一种，在人体内两分子β-胡萝卜素可转化为一分子维生素A。它又是抗氧化剂，防止自由基对眼及其它方面的伤害，还可能有抗老、防慢性病及防癌作用。

深颜色的蔬菜如胡萝卜、甘薯、南瓜，番茄、菠菜、羽衣甘蓝Kale、花椰菜（叶比花含胡萝卜素更多，随便丢弃岂不可惜？）、白菜及其它绿叶蔬菜，红、橙、黄色的水果如李、杏、芒果，都富含类胡萝卜素。

由于胡萝卜素是脂溶性，蔬菜用油炒吃比煮熟或生吃，胡萝卜素吸收会更好；但生吃能保留更多维生素C、B等水溶性营养物质。"熊掌与鱼"，应可得兼！

摄取过量胡萝卜素会引起皮肤暂时性的橙黄色条斑，多在手掌或脚背，看起来可能令人担心，但停服后皮肤黄染会逐渐消失；也不会引起维生素A中毒，因为β-胡萝卜素在体内只在需要时才转变为维生素A。

有大规模的研究显示：服用大剂量胡萝卜素会增加肺、胃、膀胱、前列腺等癌症，以及心脏病死亡的风险。专家建议，多从食物而不是从保健品中取得胡萝卜素。

叶黄素 Phytoxanthin（或**植物黄体素 Lutein**）和**玉米黄素 Zeaxanthin** 同是视网膜所需的色素。它们不是感光色素，但起保护作用。前者主要在视网膜，后者更集中于黄斑；此外也存在于晶体。两者均属类胡萝卜素，为同分异构体，常同时存在多种植物中，但后者往往只有前者的十分之一不到。

它们是强力的抗氧化剂，能消除高能量蓝光激发的自由基对视网膜、黄斑及晶体的伤害，有利于防止老年性视网膜及黄斑退化、色素性视网膜炎、白内障，因此有"眼维生素"Eye vitamins 的美誉。与维生素 C、E 合用可能更好。但对已经造成的伤害，未能证明有治疗作用。

也有研究认为对防止心血管病、糖尿病、乳腺癌、结肠癌、及皮肤老化起皱有好处。

有关叶黄素和玉米黄素的研究报告很多，也得到美国眼科学会的推荐，但目前仍未获得 FDA 批准作药用。

建议剂量：叶黄素每天 6—12 毫克，玉米黄素 2 毫克。

羽衣甘蓝 Kale 和菠菜含有丰富的叶黄素及较少的玉米黄素，根据美国农业部资料，一杯（8 盎士，约 240 毫升）煮熟的羽衣甘蓝提供 24 毫克，菠菜提供 20 毫克叶黄素（一般叶黄素制剂每片 6 毫克），以及少量玉米黄素。胡萝卜、玉米、紫葡萄（连皮带籽）、开心果、花椰菜、蛋黄中也有。有意思的是，中医眼科常用的枸杞、覆盆子也含有不少叶黄素。叶黄素脂溶性，与油脂同吃吸收得更好。

还有一种叫**虾黄素 Astaxanthin**，也叫虾青素或虾红素，也是类胡萝卜素的一种，有极强的抗氧化作用，对保护视力及脑、神经，降低血脂及减少心血管病，抗老，防癌，增强男性生育，加强肌力，美容等可能有好处，不少人称有好的经验，但尚缺乏足够的医学研究论证。FDA 没有批准作为药用。

天然虾黄素存在于微藻类，如雨生红球藻含量很高，又于虾、蟹、贝类、鲑鱼、沙丁鱼等，以及深颜色的蔬果植物。也有保健品制剂。

此外，**鱼油 Fish oil** 富含多种 ω-3(Omega-3) 不饱和脂肪酸，除了有降低血脂等诸多作用外，其中 EPA(二十碳五烯酸 Eicosapentaenoic acid)，特别是 DHA(二十二碳六烯酸 Docosahexaenoic acid)，也是视网膜的重要营养成分，尤其对胎婴幼儿的视力和智力发育至关重要，孕妇需要特别补充，美国的婴儿奶粉中往往加进 DHA。

中药菊花、决明子、谷精草、青葙子、密蒙花有清肝明目作用，治目赤肿痛（如结膜炎等）。枸杞子、覆盆子、女贞子、旱莲草，以及桑椹、红枣、龙眼肉等对眼有补益效果，常用于食疗保健。杞菊地黄丸、明目地黄丸是常用眼科保健中成药。中医看病注重辨证论治，最好先请教中医师。

平时注意眼的保健，不要长时间盯着荧幕，其蓝光更会伤视网膜，若环境光线不足，瞳孔要放大，进入视网膜的蓝光更多，更伤害，所以晚上看电脑要开灯。应每隔半到一小时闭目养神，或视远处几分钟，让眼睛休息和恢复。在车上晃动的情况下看书或手机，会增加眼睛聚焦及平衡的困难。躺着看书，容易造成左右眼不等视。强阳光下要戴墨镜（最好不要蓝色的。但也有人认为影响不大），以减少紫外线对眼的伤害。避免用脏物（手、隐形镜片）碰触眼球，这点很重要，很多人都因为漫不经心而造成感染如结膜炎、角膜炎、睑缘炎等。

作眼保健操，常常转动或移动眼球，按摩或指压眼周穴位，持之以恒，效果会逐渐显现的。

鱼油 ω-3脂肪酸 亚麻籽油

鱼油 Fish oil 含有 80%各种各样的不饱和脂肪酸，如二十碳五烯酸 Eicosapentaenoic acid（EPA）和二十二碳六烯酸 Docosahexaenoic acid（DHA），还有 α-亚麻酸 α-Linolenic acid（ALA），亚油酸 Linoleic acid，油酸 Oleic acid 等。

不饱和脂肪酸可以降低血中三酸甘油酯 Triglyceride 及低密度脂蛋白 LDL，又使胆固醇酯化，从而减少心血管疾病的发生；降低血液粘稠度，改善微循环；帮助降低血压和调整心律。动物细胞膜是由脂质双层构成，不饱和脂肪酸使细胞膜更柔软，更具流动性，更好实现其功能。不饱和脂肪酸又是生成前列腺素类 Prostaglandins（与血流调节，抗炎等有关）和凝血有关物质 （使血液稀释） 的原料；也是心肌、骨骼肌的主要能量来源。

上述的 EPA、DHA，及 ALA 又称作 ω-3（或 Omega-3，现在称 n-3）不饱和脂肪酸。所谓 ω-3，是指脂肪酸碳氢链端数起的第三位是不饱和键-CH=CH-。

DHA 是人脑组织的结构成分，与胎婴幼儿的脑发育有直接关系，缺乏会影响后来的智力，可能发生注意力不集中-多动症(ADHD)；它也与成年人的认知、记忆有关，缺乏时可能诱发注意力减弱、老人轻度失智、抑郁症，甚至暴力行为（据研究，监狱因犯 ω-3 不饱和脂肪酸往往偏低）。

DHA 又是视网膜感光细胞的组成部分，不参与感光，但起营养、支持作用，缺乏时影响胎婴幼儿的视网膜发育，以及成人的视力，引发老年性黄斑退行性变(AMD)、青光眼。

DHA 也是精液的组成成分，男性青少年及成年人，需要适当补充。

DHA 维护皮肤健康。DHA 缺乏的早期症状可以是皮肤干燥，起鳞片，搔痒，红肿。

EPA 在脑组织的含量很微，可能参与脑机能调节及免疫保护。

Omega-3 参与体内多方面的抗炎機制，降低炎症指标 C-反應蛋白、腫瘤壞死因子、白介素 IL-6（Pahwa R, 2019）。缺乏时易引起慢性炎症，可能与心血管病、糖尿病、肾病、类风湿关节炎、异位性皮炎、癌症等有关，但目前还没有足够证据表明 EPA 和 DHA 可以治疗这些疾病。关于鱼油防治心血管疾病、中风、降低死亡率的效果也有不少争论。

鯖鱼、鲑鱼、鯡鱼、沙丁鱼、鯷鱼等都含有丰富的 ω-3 及其它不饱和脂肪酸。每周吃几次鱼获取鱼油，是最好的办法。鱼油不仅在动物脂肪中是最好的，其所含不饱和脂肪酸的量，与一般植物油（含 85% 左右）也差不了多少；而鱼油含大量 ω-3 及很少 ω-6（太多 ω-6 对心血管不利，也会妨碍 ω-3 的吸收，促成慢性炎症等），更远胜植物油，营养也更全面。

也许有人听过"深海鱼油"，这是因为鱼在深海温度低，合成的不饱和脂肪特多。

一粒 1000 毫克的浓缩鱼油胶囊含 300 毫克 ω-3，相当于 30 克（1 盎士多点）鲑鱼的 ω-3 含量。每天一颗够了。不超量的话，很少副作用。个别的人会过敏。

鱼油制剂往往加入维生素 E，作为抗氧化剂，以延缓不饱和脂肪酸被氧化；也有加鈣、铁等的，请注意标签。

美国的婴儿奶粉多已加进 DHA 和 EPA，以帮助婴幼儿脑和眼的发育。

请注意：**鱼肝油**（常见的如鳕鱼肝油 Cod Liver Oil）不是一般指的鱼油 Fish Oil。鱼肝油含有鱼油的各种成分，包括较少的 ω-3，可是含有高剂量的维生素 A 和 D，对眼视网膜和骨骼的发育很重要。要注意维生素 A 连续过量会中毒，发生恶心呕吐、胃肠不适、视力模糊、月经紊乱，或胎儿发育畸形等副作用；维生素 D 连续过量也会中毒，引起血压升高，胃肠或神经症状，以及继发的高钙血症，也可能导至肾结石。所以服用鱼肝油不能连续大量。

美国食品药物管理局 FDA 批准某些品牌的鱼油制剂作为治疗三酸甘油酯过高的处方药。当然，配合饮食，减重和运动是很重要的。

高血脂病人服用降血脂药史它汀 Statins 类如 Lipitor (Atorvastatin) 或 Zocor (Simvastatin)，若同时服用鱼油，降脂效果加强。

由于鱼油的稀血作用，要注意与其它稀血药如 Warfarin, Aspirin 同用，可能引起瘀斑或出血，甚至增加出血性中风的风险，应避免同时服用。孕妇产前不宜服用。

鱼油和钙同时服，会发生皂化效应（即生成像肥皂样的东西），引起腹泻，所以最好分开服。

糖尿病、肝、胰病人用的一些葯可能与鱼油相互干扰，服鱼油前最好先请示医生。

亚麻籽油 Flaxseed oil 含 α-**亚麻酸 ALA** 和**亚油酸**，分别达 60% 和 15%。两者是"**必需脂肪酸**"Essential fatty acids，维持心、肝、肾、生殖、消化等重要生理功能，人体无法自己合成，必须由食物供给。

α-亚麻酸是中链 ω-3 脂肪酸，其效果远低于长链的 DHA。它可能是单独作用，也可能是在人体内转化成 DHA 才起作用，可是转化率仅约 5%。所以，单从 ω-3 功能来说，亚麻籽油比不上鱼油；但是 ALA 又是必需脂肪酸，鱼油中含的 ALA 没有亚麻籽油的多。

植物原 ω-3 最多的是亚麻籽油，其次是海藻 Algae 油、孜然籽。食用油中加拿大菜籽油 Canola 含 10%，大豆油含 7%，其余食用油含 ω-3 都很少。核桃等坚果含有一些、菠菜、苋菜也有一点。

亚油酸是 ω-6（碳氢链第六位不饱和）脂肪酸，也有不饱和脂肪酸和必需脂肪酸的作用，但摄取太多对心血管不利，也会妨碍 ω-3 的吸收，促成慢性炎症、糖尿病、关节炎、抑郁症等。美国饮食往往提供过多的 ω-6。玉米油、花生油、大豆油、葵花籽油、橄榄油等含 ω-6 高；动物脂肪含 ω-6 低，在这一点上动物脂肪优于多种植物油。

中草药中有降血脂，扩冠脉作用的很多，如何首乌、桑寄生、银杏叶、金银花、毛冬青、生山楂、昆布、海藻、杜仲、灵芝，以及三七、丹参、红花、川芎等，还有相应的中成药。有些如三七、丹参等以不同名称出现于国际市场，请留意标签。

各种蔬菜特别是西芹、空心菜等，也有降血压、降血脂效果。

总的说来，鱼油是好东西，含 ω-3 等多种不饱和脂肪酸如 EPA 和 DHA，及人体必需的 α-亚麻酸和亚油酸，对降低血脂特别是三酸甘油酯，保护心血管、肝、肾、生殖、消化等生理功能，促进脑神经及视网膜发育，预防慢性炎症及其相关的多种疾病有好处。亚麻籽油含有

很多中链 ω-3，可是只有一小部分可以转化成能被人体利用的長链 ω-3；亚麻籽油也含有较多的人体必需脂肪酸 α-亚麻酸和亚油酸。

食用油面面观

食用油提供脂肪给人体能源消耗，每克脂肪可产热9仟卡，是醣或蛋白质（各4仟卡）的二倍多。脂肪维持细胞的结构和机能，又帮助吸收脂溶性维生素及其它营养成分，参与制造多种重要激素。所以脂肪对人体是必需的。

美国食品药物管理局 FDA 建议的脂肪每日需要量为：总脂肪量65克，其中饱和脂肪应少于20克，即不饱和脂肪应在45克以上。脂肪提供的热量应占30%。

具体谈各种食用油前，我们先介绍几个概念。

脂肪是由各种脂肪酸与甘油形成的油性物质——**三酸甘油酯（甘油三酯）**Triglyceride（TG），可分为**饱和脂肪**Saturated fat 和**不饱和脂肪**Unsaturated fat。

所谓饱和脂肪，是指其脂肪酸的碳氢链中，所有的化学键都占满了，因此不容易氧化和发生化学变化，比较稳定；也使得其脂肪酸链较硬直，容易堵塞血管。含饱和脂肪多的油脂，在常温下多为凝固态。

不饱和脂肪是指其脂肪酸的碳氢链中，含有一个或几个不饱和键-CH=CH-，分别称为单不饱和脂肪酸和多不饱和脂肪酸，比较容易氧化和发生化学变化；也使脂肪酸链柔软、液化、容易弯曲，不容易沉积堵塞血管。含不饱和脂肪多的油脂，在常温下呈液态。

动物脂肪如猪油、奶油含饱和脂肪40%以上，鱼类、禽类油脂含20-30%，其余为不饱和脂肪。一般植物油多为不饱和脂肪，达85%或更多。但热带植物的椰油、棕榈油、棕榈核油主要是饱和脂肪。

动物脂肪除饱和脂肪外，还常有**胆固醇**Cholesterol：又可分为好胆固醇**高密度脂蛋白**HDL，及坏胆固醇**低密度脂蛋白LDL**。坏胆固醇LDL和三酸甘油酯的饱和脂肪一起，是造成动脉粥样硬化的元凶，又会增加得糖尿病、慢性炎症及癌症的风险。但是胆固醇的危害，主要因人体代谢障碍而由肝制造的内生性胆固醇增多，吃进去的外源性胆固醇吸收受限，影响不大，所以美国于2016年1月颁布的饮食指南Dietary Guidelines，取消了每日摄取300毫克胆固醇的上限，虽然仍不鼓励多吃高胆固醇的食物。

植物油不含胆固醇，但有**植物固醇Phytosterol**，有降低胆固醇的作用。

饱和脂肪不易酸败，保鲜效果好，口感也较佳，常用于糕点业。

不饱和脂肪酸可以降低血中三酸甘油酯及低密度脂蛋白，还可以减少血液粘稠度，改善微循环，降低血压和调整心律。不饱和脂肪酸又是生成前列腺素类Prostaglandins（与血流调节、炎症等有关）及凝血因子的原料；也是心肌、骨骼肌的主要能量来源。

保健食品有所谓 ω-3（Omega-3）**不饱和脂肪酸**，常常谈到的有三种：鱼油中富含的**二十碳五烯酸** Eicosapentaenoic acid（EPA）和**二十二碳六烯酸** Docosahexaenoic acid（DHA），以及亚麻籽油Flaxseed oil中的 **α-亚麻酸** α-Linolenic acid（ALA）。

ω-3除了有上述不饱和脂肪酸的各种作用外，它对神经系统和视网膜的发育和功能都有重要的影响。

除了 ω-3，还有 ω-6（Omega-6)**不饱和脂肪酸**，其中之一是**亚油酸Linoleic acid**。亚油酸和上述的 α-亚麻酸不能从人体制造，而必须由食物供给，称为**必需脂肪酸Essential fatty acids**，维持心、肝、肾、生殖、消化等生理功能。

另有一种**油酸** Oleic acid，是单不饱和脂肪酸，只有一个不饱和键在 ω-9（Omega-9）。它也有不饱和脂肪酸的各种功能，但它不是必需脂肪酸，可以在体内合成，有些植物油中含量较多。

尽管不饱和脂肪酸有很多好处，可是摄取不能过量，否则会影响细胞质、脂蛋白、生长因子等的合成和代谢，以及抑制某些凝血因素，增加出血风险。此外，不饱和脂肪也一样会提供高热量，多吃不利减肥。

在选择、储存、使用食用油时，还要考虑以下几点：

- ω-3 是个好东西，但过量 ω-6 会妨碍人体对 ω-3 的利用，促成慢性炎症、糖尿病、关节炎等。一般认为可接受的 ω-6:ω-3 是 4:1，美国饮食往往提供过多的 ω-6，值得注意。多数食用植物油的 ω-6 都过多，甚至只有 ω-6 而没有 ω-3。动物油中鱼油 ω-6:ω-3 接近 1:1，最理想，其余如鸡油、猪油、牛油都只有一点点 ω-3。

- 不饱和脂肪酸容易氧化和酸败，生成醛和酮类，发出难闻的腐臭味，酸败后营养价值大减。因此食用油最好随用随取，其余的要密封置放于阴凉处，时间最好不要超过一年。

- 植物油从种子或芽提取，可以是压榨、离心、或化学方法，化学方法容易残留化学污染。粗制油可以用各种方法加于精制，以除去游离酸、杂质或异味，但也失去很多营养成分和色香味，只剩下油脂。也有些食用油是粗、精勾兑的，取长补短。有机 Organic 的较少污染。购买时不妨注意标签。

- 食用油加热时，营养成分会逐渐损失，反复煎炸会产生自由基、反式脂肪、游离脂肪酸及其它分解或氧化毒物，可能诱发癌症（如食管癌）、高血脂、高血压、老人失智症及帕金森病。饭店或超市卖的油炸食物，值得注意。

- 食用油加热至冒青烟（此时的温度叫**冒烟点 Smoke point**），营养破坏及生成毒物都大增，这时也容易着火酿成火灾，所以要避免空锅煎油至冒烟。冒烟点较高（>437F 或 250C）的食用油较耐高温，较适合于一次性煎炸，冒烟点低的，适合一般烹调和凉拌。

- 所谓**反式脂肪 Trans fats**，虽是不饱和脂肪，但因其结构特点，容易沉积于动脉壁而形成粥肿。反式脂肪也促成癌症，在美国及多国已禁用。反式脂肪在天然脂肪中仅微量存在，主要来自人工氢化脂肪。

- **氢化脂肪 Hydrogenated fats** 是将不饱和脂肪氢化而成，可以增加食品的口感和保鲜，但几乎全部或大部已成饱和脂肪，又会生成反式脂肪；此外，加工可能污染，或高温破坏营养，产生毒物，所以从营养角度来说，氢化脂肪不是好东西。较常用于作氢化的有大豆油、棕榈油，棉籽油。氢化脂肪用于制作糕点、饼乾、炸薯条、比萨饼、人造奶油等。看标签时要特别注意。用氢化脂肪加工的食物，只可偶尔为之，多吃有害无益。

食用油的选择 （一）

以下我们来谈谈几种常用的食用油。

大豆油 Soybean oil 的不饱和脂肪达85%，但其中亚油酸（ω-6）达50%以上，偏高，如前所述，ω-6太多会影响 ω-3 的利用，不利心脏健康；还好也有7% α-亚麻酸（ω-3）——比玉米油、橄榄油、花生油都多，只比加拿大菜籽油 Canola 少，其（ω-6）:（ω-3）约为7:1，虽仍高于一般认为可以接受的4:1，仍是一个选择亮点。

不饱和脂肪酸可降低三酸甘油酯及坏胆固醇 LDL，α-亚麻酸和亚油酸对脑和视网膜发育很重要。

粗制大豆油含有丰富的维生素E，以及类黄酮抗氧化物；也含有卵磷脂等有益脑神经的成分；还有植物固醇 Phytosterol，可以减少坏胆固醇 LDL。大豆油又富含辅酶 Q10——有益于补充能源、增强心脏、肌肉活动。但大豆油精制后，这些营养成分大大消失。

大豆油是美国心脏协会推荐的食用油之一。

有人担心大豆的某些成分可能阻止甲状腺素合成；或妨碍钙、镁、铁、锌的吸收；其植物雌激素影响性欲及可能增加（有研究说减少）乳癌风险。这些担心，若大量食用大豆或其制品值得考虑，至于用于烹调，用量不多，不必担心。

大豆油一个缺点是豆腥味，因此有些人不喜欢大豆油。烹调加热或加葱花或花椒可以减去。另一缺点是较易氧化变色，贮存越久，色越深，豆腥味也越强。

精制大豆油冒烟点高达232oC，可用于各种烹调及煎炸。

有些商品油标示为**植物油 Vegetable oil**，往往就是大豆油，要从标签看成分。

大豆油常被氢化成氢化大豆油以制作糕点，有的品牌虽然标示大豆油，但注明作"鬆化劑"Shortening用，意即用了氢化油。要小心标签。

总的说来，大豆油是个好东西：含大量不饱和脂肪及必需脂肪酸，ω-3较其它油高；含有丰富的卵磷脂、辅酶Q10等。但有人不喜欢它的豆腥味；又较容易变质，所以要趁新鲜吃，不要多买贮存。

玉米油 Corn oil 自玉米芽压制或提取，含不饱和脂肪达87%，以亚油酸（ω-6）为主，远多于 α-亚麻酸（ω-3），比例为50:1（一般认为最好低于4:1）。如前所述，亚油酸（ω-6）维持心、肝、肾、生殖、消化等功能都有重要作用。但食用 ω-6太多，会影响心脏。

冷压玉米油含丰富的维生素 E 及 B 族，以及叶黄素Lutein、玉米黄素 Zeaxanthin（可防止视网膜病变及白内障）、胡萝卜素及类黄酮抗氧化剂，但精制玉米油这些营养素很多已消失。

精制玉米油冒烟点高（232C），用于煎炒、烹调、糕点、凉拌都可以。玉米油也常被氢化用于糕点，购买时要注意标签。

玉米油有较好的润滑和保湿效果，用于护肤及保持头发亮光，受到女士们欢迎。

玉米油的亮点是（粗制油）含有较多的"护眼维生素"——叶黄素类；润滑和保湿效果也较好。

玉米油也是美国心脏协会推荐的食用油之一。

花生油 Peanut oil 含不饱和脂肪达83%。其中亚油酸（ω-6）占32%，但很少 α-亚麻酸（ω-3），这点输于加拿大菜籽油 Canola 和大豆油。

粗制花生油含有白藜芦醇 Resveratrol——多酚类抗氧化剂，利于防癌、心血管病、高血压，及延缓退行性神经病变，但一如其它多酚类抗氧化剂，经胃肠消化及肝脏代謝後所剩不多。维生素 E 含量也很丰富，其它还有磷脂、胆碱、辅酶 Q10、植物固醇等有益成分。

对花生过敏的人，不要食用粗制花生油。

高度精制的花生油失去不少营养素，但也除去了过敏原，不容易发生过敏。

花生油气味清香，冒烟点也高：227C（440F），可用于各种烹调、煎炸，及凉拌 salad。

花生油也是美国心脏协会推荐的食用油之一。

大豆油、玉米油、花生油都被认为是健康食用油，常被人们选用。请注意这三者都有可能受到黄曲霉素 Aflatoxin（一种致癌性很强并伤肝的毒物）污染，按规定应该加于清除，但是否都能做到？要慎选可靠的品牌。精制油较少污染。

在美国，大豆、玉米、花生多是转基因产品。其实所有杂交或改良的品种都必须有基因改变，否则无法传代。不过现在所说的转基因，是人工将不良基因剪除，或置换良好基因，所谓"基因工程技术 Genetic engineering technique"，手段较"剧烈"，因此引起人们关注。转基因在美、加合法，理由是一直未能证明其有害，而好处如高产、优质、防虫、耐旱等已很明显；但英国等一些国家禁用，理由是一直未能证明其无害，万一以后发现有害，可能难以收拾，为了保险，暂时禁用为妙！

食用油的选择 （二）

　　加拿大菜籽油 Canola 是加拿大油菜 Rape 经过转基因去掉芥酸後，用菜籽加工制成，含不饱和脂肪达 92%，其中亚油酸(ω-6) 21%，而 α-亚麻酸(ω-3)达 10%，远高于其它食用油，其 ω-6 与 ω-3 之比为 2:1，还低于一般可接受的 4:1；油酸(ω-9)也有 8%。

　　α-亚麻酸是中短链 ω-3，其生物利用率 Bioavailability 比不上鱼油的长链 ω-3 如 DHA 和 EPA。

　　Canola 被誉为最健康的食用油之一，加拿大人引以为荣，把它命名 Canola，即 Can （Canada） + ola（oil），即加拿大油。它是美国心脏协会推荐的健康食用油中的第一名。

　　关于加拿大菜籽油一直争论不断，主要是因为转基因。关于转基因问题，前已述及。另一争论是若加拿大菜籽油加工过程不当，会产生反式脂肪及其它有害物质，但加工精细并不产生这个问题，而很多国家对此都有严格规定。美国食品药物管理局 FDA 评定加拿大菜籽油"总的来说是安全的 Generally recognized as safe"。加拿大菜籽油是全世界包括美洲、中国、澳洲销售量最大的食用油之一。

　　加拿大菜籽油虽然经过转基因去芥酸，难免残存辛辣味，有人不习惯。

　　加拿大菜籽油的冒烟点为 204C （400F），虽低于大豆油、玉米油、花生油，仍然比很多油都高，适合各种烹调及凉拌，但最好避免高温煎炸。

　　加拿大菜籽油的原型：油菜籽油 Rapeseed oil，在中国、印度已用了过千年。但油菜籽油含芥酸，有强烈辛辣味，也往往含有杂质及可能的毒物，现在已少食用。

芝麻油 Sesame Oil 含不饱和脂肪 80%以上，其中亚油酸（ω-6）含 35%，但几乎没有 α-亚麻酸（ω-3），这点比不上大豆油，更比不上加拿大菜籽油。芝麻油含有丰富的维生素 E、K，辅酶 Q10，及鈣、鎂、錳、铜、铁等。

有研究认为芝麻油有助于防治糖尿病、高血压、高血脂、减轻辐射伤害、缓解哮喘、治疗老年性便秘、延缓衰老和抗癌。

芝麻油消化吸收良好。精制芝麻油色清亮，耐热；粗制芝麻油暗黑色，较不耐热，但含有更多营养成分。由于含多量维生素 E 抗氧化成分，芝麻油不容易酸败。

芝麻油具特有的香味，多用于调味和凉拌，也用于烹调，是亚洲人喜爱的食用油之一，可是由于加工较困难而限制了大规模生产，在西方国家较不普遍。

芝麻油具有润滑和穿透效果，及一定程度的抑制微生物和抗炎作用，常用于皮肤头发的美容保健。

芝麻油对某些人（約 1%）会引起过敏反应。

橄榄油 Olive Oil 被认为是养生长寿的"地中海饮食"Mediterranean diet 的基石之一，对防治心血管疾病，增强消化功能，延缓衰老，抗病抗癌等都有好的声誉，是美国心脏协会推荐的食用油之一。

橄榄油含 85%不饱和脂肪酸，其中亚油酸（ω-6）约 10%，但 α-亚麻酸（ω-3）仅 1%，即 ω-6:ω-3 约为 10:1，偏高。油酸（ω-9）有 10%。

橄榄油的质量，很大程度上取决于其制取过程：简单压榨出来的属最高级，称为 Virgin Olive Oil 及 Extra Virgin Olive Oil（试译为"原橄榄油"及"超原橄榄油"），保留了橄榄的色香味（稍苦或酸涩味）及营养成分如维生素 E、K、辅酶 Q10 及多酚类抗氧化物。地中海有些地区产的原橄榄油，酸度和苦涩味重了些，经过加工提炼，多失去其色香味及营养成分，仅剩下无色无臭无味的油脂，称为精炼橄榄油 Refined Olive Oil，听起来似乎很高级，其实最没有营养。为适应市场需要，往往加进一些 Virgin，就标示为橄榄油 Olive Oil，或纯橄榄油 Pure Olive Oil，真会搞得人眼花缭乱！

高级原橄榄油往往有权威机构的认证标志，购买时请留心标签。

橄榄油暴露于光和空气易变质，宜密封贮存于冷暗处。Virgin 的可保留一年或以上，开封後应尽快食用。Virgin 橄榄油发烟点较低，适用于一般烹调及凉拌，但应避免高温煎炸。

鳄梨油 Avocado oil 的脂肪组成接近橄榄油，有些人大力推荐。其不饱和脂肪酸达 85% 以上，但亚油酸（ω-6）远多于 α-亚麻酸（ω-3），不理想；油酸（ω-9）有 10%。

冷压鳄梨油保持原有色香味，及维生素 E、类胡萝卜素等，类似 Virgin 橄榄油。

鳄梨油发烟点特高，达 480F（249C），精制油更高达 520F（271C），可用于各种烹调、煎炸及凉拌，这点胜橄榄油。皮肤易吸收，常用于滑润美容，受到女士们的欢迎。鳄梨油也是美国心脏协会推荐的食用油之一。

葵花籽油 Sunflower oil 含不饱和脂肪 88%。但亚油酸(ω-6)达 71%，α-亚麻酸(ω-3)仅 1%，一如多数植物油，ω-6 偏高，太多(ω-6)被认为易促成慢性炎症。

非精制油含维生素 E、植物固醇、卵磷脂、类黄酮、辅酶 Q10 等。

葵花籽油是美国心脏协会推荐的食用油之一。

葵花籽油味清淡带香，冒烟点较高，适用于各种烹调以及煎炸，也多用于糕点及加工食物（请注意有无氢化脂肪）。又由于其润滑保潮效果，用于皮肤美容。有人用于润肠治便秘。

葡萄籽油 Grape seed oil 含不饱和脂肪 86%，亚油酸(ω-6)达 69%，几乎没有 α-亚麻酸(ω-3)，太多 ω-6 而少 ω-3 并不理想。

葡萄籽富含的多酚类如类黄酮中的原花青素 Procyanidin、及可能有抗癌作用的白藜芦醇 Resveratrol，以及维生素 E、辅酶 Q10 等抗氧化成分，在精制油中多消失。

葡萄籽油耐贮存，中等耐热，可用于烹调及凉拌或制糕点。

茶籽油 Tea seed oil 在中国南方并不陌生，它是从山茶树 Camellia oleifera(不是撷取茶叶的茶树 Camellia sinensis)的籽冷压而来。茶籽油含有 90%不饱和脂肪酸，其中单饱和的油酸(ω-9)就占了 82%，是各种油中最高的；亚油酸(ω-6)仅约 7%，不高，但几乎没有 α-亚麻酸(ω-3)。

茶籽油除了降血脂和抗糖尿病等外，又因富含维生素 E 及茶多酚等抗氧化剂，有加强免疫、延缓衰老及可能的抗癌效果。茶籽油抑制多种微生物，民间常用于皮肤创伤和感染，也用于防治昆虫叮咬。

茶籽油琥珀绿色，有一股清新的茶香，味道平和，可谓色香味俱全。它不易氧化和酸败，可以较长时间贮存。它的发烟点高，较稳定，可用于煎炸、烹调、凉拌。它有保潮及润滑的特性，广泛用于美容和护发。

有认为茶籽油可媲美橄榄油，誉为"东方橄榄油"，其脂肪组成相似，而其富含茶多酚及维生素 E 抗氧化剂，不易酸败，又较耐高温，更胜橄榄油。

茶籽油产量少，价较高，购买要选择可靠的品牌，提防假、掺、污染。

红花籽油 Safflower oil 含不饱和脂肪达 90%，其中油酸占 10%。（ω-6）:（ω-3）=14:1（因产地不同，有较大差异）。粗制油富含维生素 E、及卵磷脂、类黄酮等。

红花籽油是美国心脏协会推荐的食用油之一。

红花籽油冒烟点 410F（210C），算中等耐高温，可用于烹调、糕点、凉拌；也用于调制人造奶油。

请注意红花籽油与**番红花油 Saffron oil**（一般就称红花油）是两回事，后者有强烈的刺激性和辛辣味，不作食用，价钱也贵，主要做成药用油或膏外用，舒筋活络，治跌打损伤。

棉籽油 Cotton seed oil 含不饱和脂肪 76%，饱和脂肪高达 26%，在植物油中是高的。

棉籽油主要用于人造奶油、糕点和炸薯片。为增加其口感和稳定性，多先氢化成饱和脂肪。

未经精制的棉籽油含棉酚，有毒，可伤害生精细胞而导至不育，已禁止食用。精炼去除棉酚後叫棉清油，可以食用，但各种品牌精制是否达标？值得关心。

食用油的选择 （三）

常用的热带植物油有**棕榈油 Palm oil**，**棕榈核油 Palm kernel oil**，和**椰油 Coconut oil**，都是含饱和脂肪很高的油脂，分别达 50%，82%，92%。

大量研究证明这类油不利于健康，虽然本身并不含胆固醇，但可使血中好、坏胆固醇都升高，导至心血管及其它疾病。美国食品药物管理局 FDA，美国国家卫生研究院 NIH，世界卫生组织 WHO 等都不主张大量食用。但也有研究认为：热带植物油的脂肪碳链属中等长度，较柔软，可降低血中 LDL 浓度，不易沉积于血管。

椰油、棕榈核油含大量月桂酸 Lauric acid，有抗细菌、霉菌的作用。粗制棕榈油保留了维生素 E、类胡萝卜素，但精制油几乎仅剩油脂。

热带植物油因价廉，易贮存，高温下较稳定，常被氢化而用于糕点。请注意标签是否用了氢化脂肪。热带植物油也用于皮肤保养，美容护发。

动物脂肪含饱和脂肪较多，主要是三酸甘油酯 Triglyceride (TG)；又含胆固醇特别是低密度脂蛋白 LDL 较多，容易沉积于血管形成粥斑，所以被认为是"不健康脂肪"。

美国"饮食指南"Dietary Guidelines 以前建议摄取胆固醇的每日容许量是 300 毫克，相当于一个大的全鸡蛋胆固醇量，但 2016 年 1 月颁布的"饮食指南"取消了胆固醇摄取量的限制，因为人体内胆固醇主要由肝合成，吃进去的胆固醇影响有限。可是仍建议不要大量吃高胆固醇食物。事实上，胆固醇对细胞及神经的结构和机能、类固醇激素的合成、胆汁组成都是必需的。

动物脂肪是脂溶性维生素 A、D、E、K 的载体，也含有较多的辅酶 Q10。

常常用的动物脂肪及其制品有：

猪油 Lard 含饱和脂肪约 40%，不饱和脂肪 60%，其中亚油酸(ω-6)11%，几乎没有 α-亚麻酸(ω-3)。

猪油能不能吃？我们不妨从量上来计算一下。按普通人每日消耗热量 2000 卡路里，脂肪应占 30%，建议的每日摄取量是 65 克，其中饱和脂肪上限是 20 克，若不计其它食物中的脂肪（米、藕，一般蔬、果含脂肪很少），那么即使一天吃上 50 克（一两）猪油，按其中饱和脂肪占 40% 计算，也不过 20 克。用于一般炒菜，实际上用不了多少，所以没有必要太担心，不必弃猪油如敝屣。何况猪油有 60% 是不饱和脂肪，有利于心血管健康。

猪油在常温下凝成固态，由于其不饱和脂肪也达 60%，须置入冰箱以防止其氧化和酸败。猪油冒烟点较低（374F 或 190C）不宜久煎炸。烹调或制糕点，香味、口感好，虽然含饱和脂肪较高，不过分食用应无大碍。

鸡脂肪 Chicken fat 含饱和脂肪不到 30%，在动物脂肪中算是低的。不饱和脂肪占 70% 左右，其中亚油酸（ω-6）20%，α-亚麻酸（ω-3）也有 1%。脂肪分布比猪油以及热带植物油都好。若不计食物中的脂肪，即使一天吃上 65 克鸡脂肪，其总脂肪及饱和脂肪也不超过规定量。适当食用，鸡脂肪应该是个好东西。

动物脂肪中最好的是**鱼油 Fish oil**，以鲑鱼油为例，含饱和脂肪只有 20%，不饱和脂肪达 80%，接近常用的植物油，除了可以帮助降低血脂，更重要的是，鱼油

富含属于 ω-3 的二十碳五烯酸 Eicosapentaenoic acid (EPA) 和二十二碳六烯酸 Docosahexaenoic acid (DHA)，两者对人脑、神经、视网膜的发育和功能有直接关系；又可对抗与慢性炎症有关的心血管疾病、糖尿病、肾病、关节炎、异位性皮炎等。此外，鱼油含 ω-6 亚油酸很少，其(ω-6):(ω-3)低于 2:1，是所有动植物油中最好的比例，没有 ω-6 过多的伤害。著名的"地中海饮食"，鱼是重要组成。美国心脏协会建议每周至少要吃两次鱼。

鱼油制剂 Fish Oil 是畅销的保健品，请注意鱼油和鱼肝油（如鳕鱼肝油 Cod Liver Oil）不是一回事，后者除了有较少的 EPA 和 DHA 外，同时含有高剂量的维生素 A 和 D，要注意的是，维生素 A 和 D 摄取过量会中毒。

奶油 Butter 是牛奶的油脂与水乳化而成，含脂肪、蛋白质和水。蛋白质约 1%，饱和脂肪达 63%，比猪油、鸡油都高。100 克奶油有胆固醇 215 毫克，相当于一个 60 克鸡蛋的胆固醇含量。由于奶油含饱和脂肪和胆固醇多，少吃可以，多吃无益。

奶油含有丰富的维生素 A，以及 D 和 E。有些人对牛奶中的乳糖 Lactose 不耐受，但奶油中残留的乳糖很微，一般没有问题。

人造奶油 Margarine 是将不同比例的不饱和脂肪与饱和脂肪加水或/和其它成分乳化而成。人造奶油含不饱和脂肪的比例越高，就越软，饱和脂肪越多则越硬，分别用于不同场合，如作涂料，或制糕点。因加工过程不同，可能含有氢化脂肪，或因高温产生的反式脂肪，请注意标签。加工过程也可能有其它污染。

蛋黄酱（美乃滋）Mayonnaise 是由不饱和脂肪、蛋黄（或全蛋），加上柠檬酸，或醋、糖、及一些香料或草药，乳化而成的浓稠调味料，常用于生菜凉拌 Salad。除脂肪外，还有蛋白质，及蛋黄中的营养素如卵磷脂、维生素、矿物质，所以是高热量和高营养调味品。加工过程可能有氢化脂肪或其它污染，注意选择可靠品牌。

胆固醇功过谈

在美国及很多国家，心脏病已取代癌症，成为第一号杀手。胆固醇Cholesterol过高会发生心脏病，几乎家喻户晓。大家都尽量避免高胆固醇食物，红肉、鸡蛋、海鲜少碰为妙，动物油脂更弃之如敝屣。胆固醇真的是十恶不赦？

很多人都听说过：胆固醇有好有坏，坏胆固醇才是心脏病的元凶。是怎么一回事？

原来，血液中的胆固醇不溶于水，它要被一种叫脂蛋白Lipoprotein的球形微粒包裹，才能随血液循环输送。脂蛋白有很多种，其中一种叫**低密度脂蛋白Low Density Lipoprotein (LDL)**，由它包裹的胆固醇微粒，容易沉积在动脉管壁上，形成粥肿Atheroma——像稀粥的斑块，造成**动脉粥样硬化Atherosclerosis**。最常受影响的动脉有供血给心脏的冠状动脉，供血给脑和肾的动脉，从而引起冠心病或心肌梗塞、脑血管意外、或肾功能损害。因此由低密度脂蛋白LDL包裹的胆固醇，叫做"坏胆固醇"。反之，由**高密度脂蛋白High Density Lipoprotein (HDL)**包裹的胆固醇微粒，不仅不会沉积于动脉壁，还能阻止粥肿的形成，甚至将已形成的粥肿逐渐移除，因此被称为"好胆固醇"。

空腹测定的胆固醇低于200毫克/升算正常，200～239为边界，高于240为过高。其后人们考虑到"好"、"坏"胆固醇，提出LDL应少于100毫克/升，而HDL应高于40，或总胆固醇与HDL比应小于5:1。

由于餐后血脂在血液中可维持达12小时，所以在测定前12—14小时应避免油脂食物。

测胆固醇往往同时测定**三酸甘油酯Triglyceride**

（TG），即中性脂肪。三酸甘油酯在血液中也由脂蛋白（极低密度脂蛋白 VLDL 及乳糜微粒 Chylomicron）包裹运输，它会促成粥肿斑的形成，因此是动脉硬化的帮凶。理想的三酸甘油酯浓度应小于 150 毫克/升。

人体内的胆固醇大部分由肝、其次由肠以及性腺、肾上腺皮质制造，只有约 1/5 来自饮食。于正常人，血液胆固醇水平有自我调节：外源吃进多，内源生成就少；反之亦然。

以前，胆固醇的摄入容许量是每日 300 毫克，但越来越多的研究认为不应该有此上限，因为吃进去的胆固醇实际影响不大，美国 2016 年 1 月公布的"饮食指南"Dietary Guidelines 已取消了此上限，这使得很多美食家大大地鬆了一口气！但还是建议不要吃太多，因为高血脂症实际上是反映了代谢方面的障碍，并导致自我调节失灵。这时外源性胆固醇的影响就比较大了，饮食需要适当注意。

可是这并不意味着吃进去的胆固醇没有上限，就可以不吃降胆固醇药了。因为胆固醇主要由肝脏内生，血胆固醇高表示代谢有问题，吃药可以减少它的生成，进而减少在血管的沉积和相应的心血管疾病。

饮食、运动可影响血胆固醇浓度。药物史它汀 Statins 类（在美国，常用的如 Atorvastatin 即 Lipitor, Simvastatin 即 Zocor）可有效地抑制内源性胆固醇的生成，从而降低心血管疾病的风险。但也有副作用，如可能引起肌肉酸痛，加重糖尿病，甚至有研究指出，增加心血管病死亡风险。是否应该使用史它汀？目前仍然有争论。

植物不含胆固醇。植物的种子如亚麻仁、大豆、玉米、花生等可以降低血胆固醇的水平，有认为是含有植物固醇Phytosterols的缘故，也可能是因富含不饱和脂肪酸，以及各种抗氧化成分所致。各种蔬菜水果有降低胆固醇的作用，除了因为各种抗氧化成分，也因富含食用纤维。

上面谈了很多胆固醇对造成人类心血管疾病的危害，同时也谈到三酸甘油酯，似乎它们是有百害而无一利的东西。假如这样认为，那就错了。

首先，胆固醇是动物器官组织的必要组成成份。动物细胞膜中一种很有特性和功能的所谓脂质双层，便由脂肪和胆固醇等组成，它调节细胞的水分、离子、养分和代谢产物的进出，以及调节细胞的"内吞作用Endocytosis"——主动将蛋白质等微粒吞进细胞内。

胆固醇又是动物脑和神经、心、肝、肾、肾上腺、性腺，以及蛋黄的重要成份。人脑占体重2%，但其胆固醇占全身总量的四分之一，可见胆固醇对脑的重要。重要的内分泌如肾上腺糖皮质激素——皮质醇Cortisol、盐皮质激素——醛固酮Aldosterone，以及两性激素，其前身都是胆固醇。胆汁的主要成份甘氨胆酸和牛磺胆酸，也由胆固醇合成而来，胆汁对消化脂肪起重要作用。胆固醇也是维生素D的前身物质，它又与脂溶性维生素A、D、E、K的代谢有关。

奶、蛋类含胆固醇高，而这些都是动物哺育后代的天然营养品。由此可见胆固醇的重要性，也显示了天然安排的巧妙。

中国民间的传统滋补品，如动物脑、心、肝、肾等内脏，奶类，蛋类特别是鹌鹑蛋，海产如牡蛎、鱿鱼、墨鱼，都是含胆固醇很高的食物。在营养缺乏的情况下，补充身体所急需的胆固醇，可能就是"很滋补"的原因。

附带说一句：鱿鱼、墨鱼、虾等的胆固醇，集中在纵贯中间的一条黑色线——各脏器上，若将该线去掉，剩余部分就几乎没有胆固醇了。

前面说到的三酸甘油酯（即中性脂肪），也不是坏东西，它除了参与组成细胞和组织，也是人体的三大营养素之一，它提供的能量9卡/克，按重量计算是糖类或蛋白质所提供4卡/克的二倍多；它更是能量储存的重要方式——储存于皮下、腹腔、脏器周围，以备需要时使用。它又与脂溶性维生素的代谢和储存有关。

有不少研究指出：胆固醇低于160毫克/升的所谓**低胆固醇血症**Hypocholesterolemia的人，会表现抑郁及其他精神症状，并与肝病、癌症或脑出血有关。三藩市加州大学的一项调查研究显示：这类人的平均寿命较短——往往因其他疾病而过早死亡。这也许意味着：胆固醇过低，可能是某些疾病的一个指征，值得警惕。

卵磷脂　辅酶Q10　红麹米

什么是**卵磷脂**？卵磷脂Lecithin是一种黄褐色的油状混合物，由磷脂（主要是磷脂酰胆碱）、磷酸、胆碱、中性油脂等组成，不仅卵中有，也广泛存在于动植物细胞中。

卵磷脂是脑组织合成乙酰胆碱（重要的脑内信息传递介质之一）的原料；它又可以增强大脑功能，加强记忆，改善失眠和神经衰弱，缓解抑郁、焦虑，延缓失智。因此卵磷脂是"补脑"的营养素之一。

卵磷脂又是动物细胞膜的重要组成成分；也有助于维持皮肤毛发的健康，常用于美容。

卵磷脂可以降低血中总胆固醇及坏胆固醇LDL，但对降低三酸甘油酯及提升好胆固醇HDL作用不大；又谓对脂肪肝、糖尿病、胆结石有好处，研究很多，正反结果都有。美国食物药品管理局FDA把卵磷脂定为保健品，不作药用。

脑、内脏、蛋、奶、大豆、芝麻、葵花籽、木耳、蘑菇含有丰富的卵磷脂。"药补不如食补"，对于卵磷脂来说，是再适合不过了。

卵磷脂可从蛋黄或大豆提取。蛋黄卵磷脂从胚胎蛋黄提取，工艺复杂，中国对此研究较多。大豆卵磷脂 Soy Lecithin 从压制大豆油的豆渣提取，"废物"变宝，价格低廉，市面流通的多是大豆卵磷脂。也有自葵花籽提取的葵花籽卵磷脂Sunflower Lecithin。

保健制剂一般有两种：软胶囊，含卵磷脂60%；颗粒型，含卵磷脂95%以上。

卵磷脂的副作用很少，偶有致腹痛、腹胀、腹泻，多因服用过量制剂引起。

美国食品药物管理局 FDA 规定，婴幼儿奶粉必须添加卵磷脂，有利于脑的发育。

辅酶 Q10（CoenzymeQ10），也叫泛醌 ubiquinone，或 ubidecarenone，是人体细胞内的成分，可由细胞自己合成（所谓内生性辅酶 Q10）。它帮助细胞生长，又帮助产生三磷酸腺苷 ATP，提供能量给器官组织使用，因此需要高能量运转的器官如心、肝、肾含量最多。它也是抗氧化物，帮助消除自由基对细胞、DNA 的伤害，因此，辅酶 Q10 可以影响身体的许多方面。

服用降胆固醇药史它汀 Statins 如 Lipitor（Atorvastatin），Zocor（Simvastatin），会引起肌肉酸痛，被认为是史它汀干扰了内生辅酶 Q10 的生成，影响肌肉收缩功能所致，服用辅酶 Q10 可能缓解，但还没有足够证据表明有效。

辅酶 Q10 对运动后肌肉痠痛或胸口肌肉痛、慢性疲乏也可能有好处。

辅酶 Q10 在人体的生成随年龄改变，20 岁最高，50 岁后逐渐减少，补充外源性的辅酶 Q10 可能对延缓衰老和减少皱纹有好处。心脏病、糖尿病、癌症、帕金森病、老年失智症等病人体内辅酶 Q10 较低，但补充辅酶 Q10 不见得会改善相关症状。辅酶 Q10 也被用于心力衰竭、高血压、癌症、肌萎缩、牙周病、哮喘等作辅助治疗，或用于改善听力，减少耳鸣，预防偏头痛，延缓白内障，修复糖尿病性神经损伤等，可是它的功效并没有确证，美国食品药物管理局 FDA 没有将它作为治疗用药。

辅酶 Q10 有增强胰岛素的效果，糖尿病人应密切监控血糖，以免血糖过低，引发危险；与降血压药同用会加强降压作用，要密切注意血压；又可能降低癌症病人化疗或放疗的效果，值得注意。辅酶Q10可影响抗凝血药，引起出血或血瘀，正在服用抗凝血药如Warfarin或Aspirin的人应避免使用，或请教医生。

辅酶Q10还可能与其它药物或中草药互相作用，应告诉医生你在服用辅酶Q10。

建议的剂量是每天100—300毫克。据謂可高达1200毫克或更多。副作用如腹痛、腹泻；或头痛、烦躁、失眠。有报告会影响肝，使肝功能指数升高，长期较大剂量（如300毫克/天）服用，应注意副作用，必要时检查肝功能。

各种品牌的制剂，辅酶Q10含量可以差别很大，要选择可靠品牌。

除制剂外，食物以内脏器官心、肝、肾含辅酶Q10最多，大豆、花生、坚果中也不少。

红麴米 Red Yeast Rice 是煮熟的米用红麴发酵而成，用于酿酒和食物染色，在中国已有过千年的历史，并传至日本、韩国等地，在很多食物、饮料中都用到。

中医认为红麴米有活血化瘀、健脾开胃的作用。

现代研究，红麴米的众多成分中，一个主要成分红麴霉素 **Monacolin K**（不是致癌的黄麴霉素 Aflatoxin!），与降血脂的处方药史它汀类 Statins 中的一种——**Lovastatin** 相同，对降低胆固醇、三酸甘油酯及坏胆固醇 LDL 有效。但由于红麴米及其制剂有不同品种，加工过程没有统一规范，各品牌所含的成分、剂量也不一致，使用风险大，因此美国食品药物管理局 FDA（2007 年）警告消费者"……不要买和吃红麴米产品，因其含有可能危害健康的成分"，并禁售含有红麴霉素的产品，下令最少三种品牌从市场下架。但仍然有不少红麴米产品在市场流通，它们不标示含有红麴霉素，也不提降血脂效果，以避开 FDA 的限制。消费者应自求多福。

红麴米也可能有降血压，减轻糖尿病的作用。

红麴米也如史它汀有副作用，如头痛、胃肠障碍、伤肝，最好定期检查肝功能；伤肌肉，引起肌肉酸痛，严重的可能导致肌溶解 Rhabdomyolysis，导致心、肾伤害。

红麴米生产过程中，会产生桔霉素 Citrinin，有抑菌防腐效果，但也对肝、肾有毒，必须限制在规定范围内。有报道，孕妇服用红麴米后胎儿发育缺陷，孕、哺应避免服用。

中国出产的**血脂康**，是红麴米的乙醇提取物，含红麴霉素类约 0.8%，以及植物固醇 Phytosterols 等，研究报道可有效地降低总胆固醇、坏胆固醇 LDL、三酸甘油酯，及提升好胆固醇 HDL，大幅降低心肌梗塞后病人再发率及死亡率，效果胜过史它汀类，有推测可能是血脂康还含有植物固醇及其它有效成分的缘故。

由于血脂康有明确的红麴霉素含量和使用剂量，制造过程也有规范，比食用红麴米来降血脂就保险多了。

血清素　色氨酸　褪黑素

下面我们谈谈与愉悦情绪及睡眠有关的神经介质及其保健品。

血清（紧张）素 Serotonin，即 **5-羟色胺**（5-Hydroxytryptamine）（5-HT），存在于脑及肠道和血小板等中。

脑内的血清素是脑神经活动的介质之一，参与调节情绪、行为、记忆、注意力、睡眠、食欲、性行为等。血清素使精神安定、欢快，可以认为是愉悦情绪的介质。大脑血清素低下，会导致注意力不集中，进而情绪不稳、焦虑、烦躁、失眠，再而抑郁、冲动、甚至暴力。

女性及老人脑内合成血清素较少，这可能是较易得抑郁症的一个原因。

神经系统外也有血清素，肠道的血清素调节平滑肌收缩及胃肠蠕动；血小板的血清素使血管收缩，帮助止血。

运动、光照可以提升体内血清素的浓度。维生素 D 缺乏可能影响血清素的合成。因此，缺少运动、日照，或缺乏维生素 D 的人容易抑郁，或与血清素有关。

富含蛋白质的食物如鱼、肉、蛋、奶，以及坚果、芝麻、香蕉等，能提供血清素的前驱物质色氨酸 Tryptophan。色氨酸较易通过血脑屏障，到脑内在维生素 B6 的配合下转成血清素。

血清素没有现成的保健品。其前驱物质色氨酸制剂为 **左旋色氨酸** L-Tryptophan，有胶囊或片剂，500、1000毫克不等；另一制剂是5-羟色氨酸5-Hydroxytryptophan（5-HTP），有50至200毫克的胶囊或片剂。二者在人体内都可以转化成5-羟色氨即血清素。

补充左旋色氨酸或5-羟色氨酸可减轻焦虑，缓解抑郁，并有助于睡眠。5-羟色胺酸又可抑制食欲，产生饱感，被用于减肥，但效果还有待更多的研究证实。

5-羟色氨酸服用过量，或与抗抑郁药物同用，会因作用叠加而产生严重副作用，最好在医师指导下服用。

血清素是褪黑素的前身。

褪黑素 Melatonin 是人大脑内一颗像黄豆大的内分泌腺——松果体（腺）Pineal gland 分泌的激素，它调整睡眠节律，使人入睡，又缩短浅睡时相，延长深睡即慢波睡眠 SWS 时相，减少睡眠中的觉醒次数，提高睡眠质量。松果体的分泌受光线明暗的周期性调节：晚上的弱光刺激视网膜，产生信号，经视神经传入下丘脑的日节律中枢（即一般所谓"生物钟"）——视交叉上核 Suprachiasmatic nucleus (SCN)，刺激松果体将血清素转化为褪黑素并开始分泌，引起睡意。这过程通常是在晚上9点开始，至凌晨2-3点达到高峰，然后逐渐下降到醒觉，约在早上9时停止。强光包括人造强光特别是蓝光，可抑制褪黑素分泌。

光暗刺激除了通过视交叉上核 SCN 即日节律中枢调节褪黑素的周期性分泌外，也相应地影响其它内分泌如皮质激素、性激素、抗利尿激素的分泌，以及体温、血压、泌尿等的周期性变化。

褪黑素的生成与年龄有关：婴儿三月，松果体开始分泌，三至五岁达到高峰，35岁后明显下降，至老年分泌渐趋平缓。这可能是导致老人睡眠品质逐渐变差的一个原因。因此，老人于需要时，适当补充褪黑素有好处，可选择慢释出的剂型。

作为辅助安眠药，褪黑素服用的时间、环境要适当，一般是在睡前一小时服用。有些人有效，有些人效果不明显，因为影响睡眠的还有其它因素。

坐飞机旅行的人，常为时差而苦恼，褪黑素可以帮助调整时差：于抵达目的地后，睡前一小时服，连续两三天。也有人出发前就开始服用。

夜班或轮班工作者也可用褪黑素来帮助适应。

褪黑素又被用于辅助治疗其它精神神经方面的疾病，缓解停经后不适，辅助治疗乳腺癌、前列腺癌，及减少化疗副作用等等，不过还需要更多的研究。

褪黑素还有调节免疫、抗肿瘤、抗衰老的功能，可能与它的抗氧化作用有关，褪黑素清除自由基的效果比维生素 E 还强两倍，又能穿透细胞膜及血脑屏障，清除细胞内及神经系统内的自由基。

褪黑素广泛存在于动植物甚至细菌中，它在其它物界的作用还不清楚。

维生素 B6、虾青素 Astaxanthin 能促进褪黑素的分泌。凡是能提供色氨酸、5-羟色氨酸、或褪黑素的食物，如蛋、乳、鱼、虾、坚果、樱桃、菠萝、葡萄、香蕉、葡萄酒、啤酒，都有利于睡眠。

褪黑素制剂有 1 毫克、3 毫克、或 10 毫克不等。最好从小剂量开始，找出适合自己的剂量。过量可能导致多梦、梦魇、醒後头昏眼花、或如醉酒状态，应避免开车。但总的说来毒性很小。小孩或孕哺慎用或不用。

褪黑素不要与 Aspirin 或抗凝血药同服，以免引起血瘀或出血；与其它药物也可能有相互干扰，最好先请教医生。

褪黑素在美国和加拿大是作为食品补充剂，可以随便买到，但在其它很多国家是处方药。

小结：色氨酸或 5-羟色氨酸，在人体内变成 5-羟色胺，即血清素：愉悦感，抗抑郁；转成褪黑素，助睡眠。

与神经有关的氨基酸

以下是保健品市场常可见到的与神经有关的氨基酸商品。

酪氨酸 Tyrosine 是"非必需氨基酸"，在体内可由苯丙氨酸合成，因此在一般情况下，不需要外源补充。

酪氨酸参与合成多种蛋白质，对神经系统特别重要，它合成脑内属于儿茶酚胺类的几种重要的神经介质：多巴胺、去甲肾上腺素、肾上腺素。这些介质都与兴奋有关，因此不妨把酪氨酸看作与刺激或兴奋有关的氨基酸之一。

酪氨酸参与肾上腺、甲状腺以及垂体激素的合成和调节。

酪氨酸也帮助合成皮肤毛发的黑色素 Melanin（不是褪黑素 Melatonin），可能对减轻白癜风有好处。

低血压、低体温、或甲状腺功能低下者体内酪氨酸常偏低，但补充酪氨酸不见得能改善症状。这不奇怪，因为那些病的发病可能还涉及到其它许多因素，没有其它配合，酪氨酸难独力回天。

不少研究发现：补充酪氨酸对处于精神或身体压力 stress、寒冷、过劳、疲累、睡眠不足的人有好处，然而对平常人影响不大。可能因为压力情况下，消耗了酪氨酸及其相关神经介质，这时补充才有意义。

酪氨酸作为辅助治疗，被用于多种神经精神疾病如抑郁、注意力不足-过动症、老人失智症、帕金森病等。但偏头痛患者应避免服用，因为可能引起发作。

高蛋白质食物如肉、禽、奶尤其是乳酪、鱼，以及玉米、大豆、花生、芝麻、杏仁、香蕉、鳄梨都含有酪氨酸。

制剂**左旋酪氨酸** L-Tyrosine 有片剂、胶囊。饭前半小时服。与维生素 B6 及叶酸同服，可以帮助酪氨酸在脑内转化为相关神经介质。最好在医师指导下服用。

因为酪氨酸有刺激性，应避免睡前服，也要避免与其它刺激性药物或食物同时服用。

跟上述酪氨酸相反，γ-**氨基丁酸** Gamma Aminobutyric Acid（GABA）是中枢神经系统重要的抑制性介质，抑制神经过度的兴奋活动，稳定情绪。GABA 缺乏时，会产生激动、焦虑、不安、疲倦、忧虑。它又通过中脑调节肌张力，通过心血管中枢使血管扩张，降低血压。

GABA 被用于辅助治疗焦虑，以及偏瘫、记忆障碍、儿童智力发育迟缓、注意力不足-过动症、月经前症群、高血压晕动症等，但还需要更多的研究。

谷麦的胚芽、豆类、多种植物的种子及根茎都含有 GABA。据称黄芪的降压作用也是由于 GABA。

制剂有粉剂、胶囊，剂量 250—750 毫克不等。最好在医师指导下服用。

人体对 GABA 有精确的自我调节，以维持相对稳定的平衡，只有当平衡失调时，额外补充才起作用。

γ-氨基丁酸虽然也是氨基酸，但不是 α-氨基酸类，不参与合成蛋白质。

谷氨酸 Glutamine 是人体的非必需氨基酸，广泛存在于动植物，尤其谷类及动物脑内含量丰富。

谷氨酸是脑组织的一种能量物质，维持大脑的营养和机能，对于治疗脑震荡或神经损伤、癫痫小发作、以及对儿童弱智可能有一定疗效。人因激烈运动、外伤、手术、感染、放疗、化疗等受到压力 stress 的情况下，体内应激性的激素皮质醇分泌增加，会导致谷氨酸减少，可适当补充谷氨酸制剂。

有人用谷氨酸辅助治疗某些胃肠疾病；对减轻孕期恶心也有好处。

谷氨酸能与蛋白质代谢过程中产生的氨结合，解除氨的毒害作用，作为辅助药物，用于预防和治疗肝昏迷。

由于人体可以自己制造谷氨酸，从食物也不难获得，一般情况下已足敷应用，没有必要服用制剂。

大家所熟知的**味精**，其主要成分便是**谷氨酸钠**Mono-Sodium Glutamate（MSG）。人舌的味蕾有一种氨基酸受体，受到谷氨酸钠刺激，会激活出鲜味感，从而加强了原有食物的美味，因此味精是"增味剂"。

味精受到亚洲人的普遍欢迎。但有些人对味精过敏，吃後发生潮红、头痛、恶心、呕吐、或麻木等症状，甚至过敏休克而死亡，在欧美等国家曾一度造成恐慌，被称为"中餐馆症"，以至有些中餐馆要特别标示："使用味精"，告示对味精过敏者莫入。

但对味精过敏的毕竟是少数，很多国家的食品管理部门，以及联合国粮农组织和世界卫生组织，均认定适量消费味精是安全的，美国食品药物管理局 FDA 同意上述意见，但也提醒："有未知百分数的人群可能对味精有所反应"。2017 年 7 月，欧盟食品安全局重新评估味精类的安全性，建议新的安全摄取剂量，成人为 1.8 克/日。味精会刺激胃酸分泌，胃酸过多或消化性溃疡病人应避免；又会抑制抗利尿激素的分泌，导致多尿和口渴，肾功能差者慎用。味精在高热时会分解，产生有毒的氨，所以要在菜煮好时才下。

其它氨基酸保健品

下面介绍三种互相关联的氨基酸保健品。

甲硫氨酸 Methionine，也叫蛋氨酸，是九种必需氨基酸之一，必须由食物供给。

甲硫氨酸是含硫的三个氨基酸之一，又是另一个含硫的氨基酸——半胱氨酸的前身，参与体内多种蛋白质的合成。

甲硫氨酸在肝内形成 **S-腺苷甲硫氨酸** S-adenosyl methionine（**SAMe** 或 SAM），后者是多种氨基酸和脑内神经介质的前身，参与合成卵磷脂，以及多巴胺、血清素、褪黑素等神经介质，与维生素 B12、叶酸、B6 配合，促进脑的发育及功能。它转化为半胱氨酸，参与形成谷胱甘肽——体内最强的抗氧化物质，消除自由基对细胞和 DNA 的伤害；它参与合成牛磺酸、肉碱，增强肌肉。甲硫氨酸在上述许多活性分子的生成中扮演多能角色，其中一个理由是提供甲基和硫。

应用方面，S-腺苷甲硫氨酸有助于抗抑郁，抗轻中度抑郁症的效果接近抗抑郁药，可能作用还更快，而且副作用少；又被用于延缓神经退化变性，减轻帕金森病的症状。最好配合维生素 B12，叶酸，或加上 B6，在医师指导下服用。

S-腺苷甲硫氨酸有消炎、止痛、消肿及组织修复功能，欧洲已作为治疗关节炎的处方药，常用于治疗骨关节炎、关节痛晨僵，纤维肌痛 Fibromyalgia，效果不亚于非类固醇消炎药 NSAID 如 Ibuprofen（布洛芬），而且不伤胃。但也有报道效果不理想。

S-腺苷甲硫氨酸有利于护肝和肝胆排毒，如用于退热止痛药醋氨酚 Acetaminophen (Tylenol) 过量中毒（常用左旋甲硫氨酸）、酒精中毒。近有报道，也用于治疗脂肪肝。

S-腺苷甲硫氨酸也用于使尿酸化，助抗尿道感染和阻止肾结石。又用于减少灰头发和头发掉落等。

含甲硫氨酸丰富的食物有：巴西坚果 Brazil nuts、芝麻、葵花子、蛋、鱼、肉、乳制品、酵母、海藻，以及谷、麦类。但大多数蔬菜、水果、豆类等含甲硫氨酸很少。

大豆蛋白的甲硫氨酸少，赖氨酸多，而谷麦类含甲硫氨酸较多，赖氨酸少，正好与大豆互补。

［帮助记忆："豆缺甲，谷少赖"；豆腐和米饭，是很好的搭配！】

甲硫氨酸易溶于水，水洗、高温容易致损失。

制剂有左旋甲硫氨酸 L-methionine，S-腺苷甲硫氨酸 SAMe，常为片剂或胶囊，但即使是肠溶型 coated 避开胃酸，仍然被小肠内消化酶大量破坏，吸收受限。

甲硫氨酸过量可能导致口干、恶心、头痛、焦虑、失眠、兴奋。应从小剂量起。

在美国和加拿大，S-腺苷甲硫氨酸可以不用处方买到，但在欧洲及许多国家是处方用药。

半胱氨酸 Cysteine 不是必需氨基酸，在人体内可以从甲硫氨酸转化而来，两者都是含硫氨基酸，参与蛋白质合成，影响多方面。

半胱氨酸有广泛的解毒作用，解除酒精、甲醛、铅、镉、汞中毒，保护肝脏，一如甲硫氨酸，可用于缓解退热止痛药醋氨酚 Acetaminophen (Tylenol) 过量中毒；又可防治放射性伤害；减轻炎症和过敏。

半胱氨酸减少粘液生成，有祛痰作用，被用于辅助治疗支气管炎，慢性阻塞性肺病 COPD。

半胱氨酸大量积聚在皮肤毛发中，在皮肤角蛋白代谢中起重要作用，维持皮肤健康。半胱氨酸阻止皮肤深层黑色素 Melanin 的生成，促进皮肤美白，與酪氨酸正相反。

含半胱氨酸丰富的食物有：肉、蛋、奶、辣椒、姜、葱、蒜、花椰菜等。常用制剂是 N-乙酰半胱氨酸 N-AcetylCysteine（NAC）。

半胱氨酸参与形成谷胱甘肽。

谷胱甘肽 Glutathione（GSH），这名字好像很怪，因为它是由谷氨酸、半胱氨酸和甘氨酸合成的三肽；它的活性基团为巯基-SH，所以简写为 GSH。

谷胱甘肽是人体最重要的抗氧化及解毒分子之一，存在于细胞浆内，其巯基-SH 是一个很活跃的基团，可以与很多自由基及毒物如砷、汞、铅，及多种药物结合，排出体外，保护细胞及 DNA 不受伤害。谷胱甘肽还参与细胞组织修复、免疫等过程。

由于它的广泛排毒作用，谷胱甘肽被用于很多疾病，或作辅助治疗，但除了减轻化疗副作用的效果较肯定，其它方面都还待更多研究。

谷胱甘肽由肝制造，一般情况下不致缺乏。

食物肝、肉、蛋、谷麦芽、酵母的谷胱甘肽含量很高，含硫食物葱、蒜，以及番茄、菠萝等蔬果也有。制剂为左旋谷胱甘肽 L-glutathione。医用的有注射剂型。

但无论食物或剂型，谷胱甘肽经消化道多被分解，其分解产物进入血液，也不容易进入细胞。这也许是谷胱甘肽的治疗或保健效果不明显的理由之一。

赖氨酸和精氨酸

两种互相关联的氨基酸：赖氨酸和精氨酸。

赖氨酸Lysine，是9种必需氨基酸之一，人体不能合成，必须由食物提供。

赖氨酸合成蛋白质，促进人体发育；帮助形成胶原结缔组织，维护皮肤、肌腱、软骨健康；帮助钙吸收，减少骨质流失；又是人体合成肉碱的氨基酸之一，运动员用于增强肌力。

赖氨酸缺乏可出现疲劳、虚弱、头晕、食欲不振，以及皮肤松弛，发育迟缓等。

肉、鱼、奶、大豆富含赖氨酸，山药、莲子、银杏、大枣、葡萄中也不少。但米和麦的赖氨酸含量很低，与上述食物同吃，如豆焖饭，可以取长补短。赖氨酸在烹调或加工过程中，容易受到破坏。

制剂是左旋赖氨酸L-lysine。

用赖氨酸治疗单纯疱疹已经有多年的历史，有说有效，有说没效。其实，单纯疱疹的发病条件，其中之一是赖氨酸与精氨酸的比例失衡——赖少精多，只有这种情况发生的单纯疱疹，赖氨酸才有效。但单纯疱疹的发病涉及多方面，重要的一项是维生素B特别是B2缺乏；此外还有急性或亚急性炎症（"热气"），精神和身体的压力Stress如失眠、手术、牙科操作等，必须分别对症，综合治疗才有效，不能盲目只用赖氨酸。

精氨酸Arginine早产儿需要额外补充，成人可以自己合成。

精氨酸组成人类精液的80%，对护送精子起重要作用；精氨酸促进胶原组织的合成，帮助伤口愈合；精氨酸代谢生成氧化氮NO，是扩张血管的重要因素，维持心血管血流畅通，也增进勃起功能；精氨酸又能调节免疫，增强吞噬细胞的活力。

肉、禽、鱼、虾、奶、蛋、花生、坚果、种子都含有很多精氨酸。

制剂是左旋精氨酸L-Arginine。

值得一提的是：在单纯疱疹的发病中，由于精氨酸能促进疱疹病毒繁殖，而赖氨酸正相反，因此当体内精/赖比例偏高的时候，容易发生单纯疱疹。这时用赖氨酸治疗单纯疱疹，应避免花生、坚果、红肉等含精氨酸高的食物，饮食要清淡一些。（清参阅"治疗单纯疱疹的经验"章。

运动员喜欢的营养补充

运动员可以服用一些能补充能量、增强代谢的保健品来提升运动或能力，但禁止用刺激性、有害身体的药物来提高运动成绩。关于前者，常用的有肌酸、肉碱和牛磺酸。

肌酸 Creatine，可能对很多人都觉得陌生。有些运动饮料含有肌酸，运动员服用肌酸，希望帮助提高肌力，消除疲劳。

肌酸是什么？为什么能提高肌力？

肌酸是一种存在于脊椎动物体内的一种含氮有机酸，能够为肌肉提供能量。

生物化学告诉我们：肌肉开始运动所需的即时能量，由三磷酸腺苷 ATP 分解提供；紧接着由磷酸肌酸分解成肌酸，产生能量供 ATP 恢复；再由葡萄糖进行无氧代谢，产生能量供肌酸转回磷酸肌酸备用，磷酸肌酸～肌酸循环在这里起中介作用。

开始运动所涉及的这个过程仅十来秒，无需氧气，是无氧运动 Anaerobic exercise。无氧运动提供短时爆发力。

运动员服用肌酸主要是提升无氧运动的爆发力，如举重、跳高、跳远、短距离跑；而对耐力运动如马拉松、长距离游泳等帮助较小，这些运动需要由葡萄糖、脂肪的氧化代谢来维持。

人体内的肌酸有两个来源：一半是体内自己合成，主由肝，其次由肾和胰制造；另一半来自食物——脊椎动物的肌肉。植物性食物不含肌酸。

95%的肌酸贮存于骨胳肌。运动员服用肌酸是为增加骨胳肌的肌酸储备。

肌酸对运动员不是违禁品，很多运动员都服用肌酸以提高成绩。与葡萄糖同服，效果更好。

肌酸剂型有多种，最基本的是一水肌酸 Creatine monohydrate，较难吸收；乙酸乙酯肌酸 Creatine ethyl ester，吸收较好；葡萄糖酸肌酸 Creatine gluconate，可同时提供葡萄糖。

人体每天消耗肌酸约 5 克，一般是每天补充 5-15 克。

运动员服用肌酸，通常是在运动前及后半小时。平时可每天一次，连续两三个月。要同时多喝水，因为肌酸会使肌肉从其它组织吸水而膨胀（可能被误以为肌肉增加）；缺水也可能引起胃痉挛。

18 岁以下的少年服用肌酸可能影响长高。老人服用肌酸，提升肌力效果不大。

肝、肾功能障碍的人不宜服用，因肌酸要由肝代谢，其代谢产物肌酐要由肾排泄，服用肌酸会增加肝肾负担；肝肾病人验血常有肌酐过高，食用椰菜花，红色的椰菜、灯笼椒、葡萄，洋葱，大蒜，草莓类，鲑鱼，鲈鱼等，有助降低。

肌酸与较大剂量的咖啡因或麻黄碱同用，可能出现严重的副作用。

肌酸也用于治疗一些疾病如抑郁、帕金森氏病、肌萎缩、类风湿性关节炎、充血心心力衰竭，但都还需要更多研究，FDA 未批准对上述疾病的治疗效果。

肉硷 Carnitine，也译为肉毒硷，是由赖氨酸和甲硫氨酸合成的类氨基酸，它在脂肪代谢过程中，帮助运载脂肪，但本身并不参与脂肪代谢。肉硷也是抗氧化物，对消除体内自由基对细胞、DNA 的伤害有好处。

剧烈或耐力运动，因要加强消耗脂肪以提供能量，补充肉硷有利于脂肪运载，加速脂肪代谢，延缓疲劳。一般强度不大的运动及劳动，不会大量消耗脂肪，体内合成及食物中的肉硷已够用。没有必要补充肉硷制剂。

人体的肝、肾可以合成肉硷，贮存于肌肉、心、脑中；食物主要是肉类也可以提供，一般情况下不会缺乏。长期素食可能导致肉硷缺乏，因为植物含肉硷少。

高血脂、心脏病、肝、肾疾病、甲状腺功能低下、胃肠疾病致营养不良、因精虫少的男性不育、或某些神经、肌肉患者，体内肉硷水平往往偏低。補充肉硷对上述情况可能有好处，可以在医师指导下作辅助治疗。

至于减肥，必须配合强力运动来消耗脂肪，补充肉硷才有用。

常用的保健制剂是左旋肉硷 L-Carnitine。

肉硷曾被认为是"多功能营养品"。但 1989 年，美国科学院食品与营养委员会认定："肉硷不是必需的营养成分"。

牛磺酸 Taurine 是带氨基的磺酸，广泛存在于动物细胞中，脑和肌肉中含量特多。

牛磺酸是婴儿脑和视网膜发育的必需营养成分，于早产儿尤其重要。母乳含牛磺酸较多，而牛奶中较缺乏，婴儿奶粉常添加牛磺酸。

牛磺酸对于平衡脑的过度兴奋，减少焦虑可能有作用。有研究谓可增强记忆和认知能力。

人体 75% 的牛磺酸存在于骨胳肌和心肌内，对维持肌力有重要作用，过度消耗会引起疲倦。运动员喜爱的能量饮料，往往加有牛磺酸。

牛磺酸又是胆汁牛磺胆酸 Taurocholate 的合成原料，后者为消化脂肪所必需。

肉类、虾、墨鱼、贝类、海鱼含有丰富的牛磺酸。紫菜是提取牛磺酸的一个来源。工业生产主要是人工合成。制剂有 1000 毫克胶囊等。

牛磺酸被用于改善心力衰竭、高血压、糖尿病、老年失智，但还有待进一步研究。

小结：短时间的无氧运动，补充肌酸可以提升爆发力；剧烈或耐力运动，补充肉碱有利于脂肪运载，加速脂肪代谢，延缓疲劳；牛磺酸对维持肌力有重要作用。

【帮助记忆：肌酸冲百米，肉碱马拉松】

补充蛋白质

我们有时会听到人说：XX 体弱多病，需要补一补。

补品五花八门，要根据各人的具体情况来选择。例如贫血的要选择合适的补血药；消化不良的选择助消化药；但更重要的，是先把病原去除或控制住。例如因痔疮慢性失血导致贫血，要先医好痔疮；胃肠疾病导致消化不良，要先治好胃肠病。

治好原发病后，除了有针对性的如补血或助消化药外，作为一般病弱者的营养补充剂，常用的有动物源的乳清蛋白，和植物源的大豆蛋白。

乳清蛋白 Whey protein 是从牛奶中提取的一种蛋白质。牛奶的蛋白质中，约 20% 是乳清蛋白，包括白蛋白和球蛋白，另 80% 是不易消化的酪蛋白 Casein（比较人奶：60% 乳清蛋白，40% 酪蛋白。所以对婴儿来说，人奶远胜牛奶）。乳清蛋白制剂去除了大部分酪蛋白。

乳清蛋白含有人体所需的各种氨基酸，属于"完全蛋白质"，尤其富含半胱氨酸及甲硫氨酸（比较大豆蛋白：甲硫氨酸较缺）；并且其氨基酸比例较合理，最接近人体需要；消化吸收也好，所谓"生物利用率"高。乳清蛋白是优质的蛋白质补充剂，适合体质较差的小孩、孕哺、老人、及病後康复者服用。运动员服用乳清蛋白以长肌肉。

乳清蛋白含脂肪量低，作为营养补充剂，不必担心脂肪过多的问题。乳清蛋白制剂有多种，简单的如纯乳清，由牛奶除去固态部分包括大部分酪蛋白而成，含乳清蛋白约 20%；浓缩乳清蛋白 Whey Protein Concentrate（WPC），脂肪较少，其它成分多保留，含乳清蛋白 40—80％；分离乳清蛋白 Whey Protein Isolate（WPI），除去大部分脂肪及乳糖，含乳清蛋白 90％以上；水解乳清蛋白肽 Whey Protein Hydrolysate（WPH）：将乳清蛋白预先消化和部分水解成多肽，更易吸收利用。後两者常用于早产儿或特殊需要的病人。

大豆蛋白 Soy Protein 是从大豆中提取的蛋白质。植物几乎只有大豆蛋白属于"完全蛋白质"，含有人体所需的各种氨基酸，近似乳清蛋白；但大豆蛋白的甲硫氨酸少。大豆蛋白的"生物利用率"也高。

大豆蛋白除了作为病弱者营养补充剂，及运动员增强肌肉外，对防治心血管疾病、骨质疏松、及缓解更年期症群可能有好处，但研究结果并不一致。

大豆蛋白制品经过脱脂去醣，仍有少量脂肪酸，主要是不饱和亚油酸，但没有胆固醇；不含乳糖，对牛奶不耐受的人可以食用；含卵磷脂，对身体细胞和脑有好处；含类黄酮，可降低血胆固醇及抗氧化。也含有植物雌激素，可能影响性欲。

大豆蛋白制品很多，一如乳清蛋白，常见的有大豆蛋白粉 Soy flour，浓缩大豆蛋白 Soy Protein Concentrate（SPC），分离大豆蛋白 Soy Protein Isolate（SPI）等等，分别含蛋白质从 50％到 95％。

酸奶　益生菌

酸奶 Yogurt 的主要成分是益生菌———一类有益于人体的细菌。

一提到细菌，有人便会联想到疾病。其实，自然界中细菌无所不在，其中很多是对人有益的，甚至是必需的。人的大肠或阴道内就有各种各样的细菌，有些对人有益，有些有害，它们共生在一起，维持生态平衡，人们可以不感觉它们的存在。但在有些情况下，菌群失调，便会出现各种病症，这时如补充某些有益的菌种，可改善病情。这些有益菌种，便叫**益生菌 Probiotics**。

常用的益生菌有两种：**双歧杆菌 Bifidobacterium** 和**乳杆菌 Lactobacillus**。前者主要存在大肠，后者广泛地存在于胃、小肠、大肠，及生殖道和尿道。两者有互补作用。

益生菌抑制有害细菌，减少毒素如硫化氢、氨、粪毒素 Skatole、吲哚 Indole 的生成和吸收。硫化氢等气体，是臭屁的成分，饮用酸奶有助缓解。

益生菌分解乳糖，生成乳酸和醋酸，使肠道呈酸性，抑制有害细菌引起的异常发酵，减轻腹胀。因此常感腹胀的人，饮用酸奶可能有效。

益生菌促进铁的吸收，提高钙、磷、铁的利用率；又将胆固醇转化为不能吸收的胆固醇，从而降低血胆固醇量。

益生菌促进维生素 D 的吸收；生成维生素 B 族及维生素 K，后者对新生儿尤其重要，因新生儿缺乏益生菌，生成维生素 K 不足，可能引起出血，因此新生儿须注射维生素 K。

益生菌又可制造人体需要的氨基酸如缬氨酸、天冬氨酸、苏氨酸等。

益生菌把人吃进的可溶性纤维分解成短链脂肪酸，如丁酸、丙酸、乙酸，对保护大肠健康有好处；这些短链脂肪酸被吸收入血后，可调节血糖，降低胆固醇，刺激免疫细胞生成。

益生菌还可以刺激肠道免疫系统，调整免疫；减少有害菌群，有利于防止结肠炎、结肠易激症群 IBS、结肠息肉、结肠癌等各种结肠疾病。

长期服用抗生素，可能引起肠道菌群失调而引起腹泻，补充益生菌可帮助恢复菌群平衡。

消化道疾病及各种原因引起的腹泻患者，补充益生菌，调整菌群失调后，腹泻可能停止。

化疗、放疗病人，肠内菌群受伤害，可以补充益生菌，有利于坚持治疗。

基于调整免疫功能，益生菌也被用于某些皮肤病如湿疹。

益生菌制剂对健康人没有必要。但对老年人，因其肠内益生菌逐渐减少，补充益生菌有好处。早产儿、体重过低儿、人工喂养儿，常有肠内益生菌不足，补充益生菌可增强免疫。体质羸弱，容易感冒或腹泻的婴幼儿，可以考虑给服益生菌制剂，以增强体质。但如果没有消化不良、腹胀、腹泻等情况，不必给健康婴幼儿添加益生菌。

益生菌保健品有**酸奶 Yogurt**（牛奶加乳杆菌发酵而成）、酸乳酪，以及各种制剂如口服液、片剂、胶囊、粉末、喷剂等。各品牌份量差别很大，请注意标签，选择可靠品牌。

口服益生菌经胃酸和小肠消化液的破坏，能达到大肠的数量大减，因此制剂须保证有足够数量的益生菌，如酸奶每克须含活菌 1 亿（标签示 0.1billion 或 100million）个以上。

酸奶必须冷藏于 2—10 摄氏度，食用时不要加热。粉剂可以温开水冲服。最好饭后服，因为胃酸先被食物中和，可减少益生菌的破坏。

对牛奶过敏的人，仍然可以喝酸奶 Yogurt，因为益生菌已分解了引起敏感的乳糖。

剂量：每天摄取约 10—100 亿（1—10 Billion）个活菌。合格的酸奶一瓶（100 克以上）就够了。粉剂或片剂，请参考各品牌说明。

腌渍的蔬菜，如酸菜、腌黄瓜、泡菜等含有丰富的益生菌，是方便和安全的来源。有人担心腌菜含很多亚硝酸盐，可能致癌。其实腌菜只是在腌制的头一二天含亚硝酸盐高，其後迅速分解，七八天後便几乎没有了，只要不另外加入，不会有亚硝酸盐太高的问题。

益生菌不要与抗生素同服，至少要错开 2 小时。艾滋病人、正在使用免疫抑制剂者、胃肠道手术後的病人、心内膜炎、胰腺炎患者，应先征求医生意见。

可能有人注意到：有些益生菌制品的标签上，有一成分叫**益生元 Prebiotics**。

益生元是什么？益生元是益生菌的食物，包括不易消化的纤维、寡糖 Oligosaccharides 类。益生元又可以保护益生菌不被胃酸或较高温度的破坏，顺利到达大肠。

酸奶、奶酪等发酵食品常已具有益生元。若服用不含益生元的益生菌制剂，可以同时吃蔬果、葱、蒜，全谷等富含纤维和寡糖的食物，以提供益生元给益生菌。

茶　咖啡　可可

世界三大饮料：茶、咖啡、可可对健康的利弊，一直是人们所关心的问题。

说也奇怪，茶、咖啡、可可三者有惊人的相似点：其各自的主要成份：茶碱、咖啡碱、可可碱，都是甲基黄嘌呤 Methylxanthine 的衍生物，而三者都不同程度地都含有这三种成分；此外，三者都含有丰富的多酚。这使得它们对健康的影响有很多相似之处。当然，三者也各有独特的成分，让它们在营养和色香味方面各领风骚。

让我们先谈谈它们的共同成分。

咖啡碱，或**咖啡因** Caffeine，固然是咖啡的主要成份，但在茶叶、可可中也有或多或少。

大家都知道咖啡因可以提神醒脑（Mind-energizing）。咖啡因作用在脑的多方面，影响与觉醒、兴奋、思维有关的脑区，增强记忆，减轻抑郁。

此外，咖啡因激活脑神经介质多巴胺 Dopamine，缓解帕金森病；增强心跳和呼吸，有助缓解哮喘；促进消化液分泌及肠蠕动，缓解便秘；刺激胆囊收缩，减少胆结石危险；促进肾脏血流，加强利尿，这点与下述茶碱、可可碱相似，因此，喝咖啡、茶或可可饮料都会多尿。

咖啡因可增强肌力，消除疲劳，在允许范围内，咖啡因常被运动员用于提高竞赛能力。

咖啡因也被用于配合止痛药，缓解感冒头痛、偏头痛、紧张性头痛。

但咖啡因过度刺激会令人兴奋、失眠、焦虑、恐惧，及其它副作用，因此有各种去除咖啡因的方法，而有"去咖啡因 Decaffeinated 咖啡"。

咖啡因会升高血压，尤其于开始饮用时，高血压病人要注意。反过来，也用于治疗低血压及体位性低血压。

咖啡因加速酒精分解，因此能解酒，但也因此加重肝的负担；酒精分解又产生大量乙醛，经肾排出而对肾有伤害作用，所以到头来，还是嗜酒伤肝肾。

有研究指出：长期大量饮用咖啡因饮料，会升高血中高半胱氨酸 Homocysteine，增加心血管病的风险。

茶碱 Theophylline 或 Theocin，与咖啡碱相似，能刺激神经，保持醒觉，增进思维，对抗抑郁；又可加强心跳；增加肾血流，加强利尿；促进肠蠕动，有利通便；舒缓平滑肌，使支气管扩张，缓解哮喘。

可可碱 Theobromine 对神经系统的刺激作用较弱，但强心、利尿作用较强；又可强化牙釉质，有保护牙齿的作用；也有轻度镇咳效果。

多酚 Polyphenols 是植物众多成分中的一个大族，其中许多是强抗氧化剂，能消除自由基对细胞及遗传物质 DNA 的伤害，从而被认为可延缓衰老，对抗癌症如胃肠癌等；可减少"坏胆固醇"低密度脂蛋白 LDL，及对抗血小板凝集，从而阻止血管壁粥肿斑块的形成，减少心血管疾病；又助身体产生氧化氮 Nitric oxide（NO），改善血流；阻断某些酶的转换以免血压升高；减少消化道对糖的吸收因而对糖尿病有利。

但多酚作为抗氧化剂的上述各方面作用，研究结果并不一致。一般说来，饮食中的抗氧化剂，经过消化破坏，肝内代谢，能进入血液到达组织，真正起到消除自由基作用的，只是一小部分。

下面我们再分别谈谈茶，咖啡，和可可。

茶在东方已有几千年的饮用历史，它的健康价值也越来越多地被研究。

茶含有茶碱，也有少量咖啡碱及微量可可碱，已于前述。多酚主要是茶多酚；另外还含有特别的茶氨酸。

茶多酚 Tea polyphenols 有很多种，其中最重要的一种是属于类黄酮的**兒茶素 Catechins**。兒茶素是强抗氧化剂，它在试管试验的抗氧化效果，比维生素 C、E 还要强，但经过消化吸收代谢分解，在体内的作用就大打折扣了。此外，兒茶素能阻止某些重金属如铅、汞、鉻、镉的吸收；阻挡细菌或病毒附着在细胞上，有助治疗胃肠感染，防治流感；又可对抗组织胺引起的过敏反应；减少辐射伤害；防治龋齿等。

兒茶素属单宁类（Tannin，鞣酸），使茶具芳香、苦涩感，有收敛、止泻作用。它会结合茶中的咖啡因，缓冲并延长咖啡因的刺激作用。

兒茶素或茶的其它成分能结合或沉淀蛋白质及某些有机物，或与铁成络合物，影响其吸收，因此最好不要在饭前饭后饮茶，所以"饭后一杯茶"值得考虑。茶可能与多种药物起反应，服药不要用茶冲服。

茶氨酸 Theanine 是茶叶的特有成分。与前述茶碱 Theocin 的刺激作用不同，茶氨酸能使人脑平和、松弛，但并不引起嗜睡，可能是因为影响了脑内血清素 Serotonin（与愉悦感有关）或 γ-氨基丁酸 GABA（脑内抑制性介质）。它提高睡眠质量，使人醒後觉得精神焕发，可用于配合安眠药；也常配合褪黑素 Melatonin 减轻时差效应。

茶氨酸可以部分地对消咖啡因的刺激作用，但不影响咖啡因的醒脑（Mind-energizing）效果。所以茶氨酸和咖啡因是个很奇妙的搭配，它在茶中起到一种自然平衡的作用，这是咖啡所没有的。

茶氨酸保护肝免受某些毒物伤害。

茶氨酸增强 T 淋巴细胞的免疫能力。

此外，茶含有胡萝卜素；少量维生素 B 族，维生素 C、K、E；矿物质钾、钙、镁、铁、锰、氟等。含钾较多，有利尿作用并降血压；氟有助于预防龋齿。

上面关于茶的几种成分某些作用的描述，如对神经或心血管及血压的影响，止泻与缓解便秘等，细心的读者可能发现有矛盾，这是因为不同成分有不同的作用，也可因茶的品种、饮用量及时间长短，而突显某一成分的效果所致。

中医认为茶能止渴生津，提神醒脑，清热解毒，除湿利尿，止咳化痰，治痢通便。

茶叶因品牌、加工、发酵、贮存，以至冲泡方式不同，其成分差异很大。一般说来，新鲜绿茶保留的养分最多，半发酵的乌龙茶、铁观音其次，全发酵的红茶或黑茶如普洱等最少。因此，从营养角度来说，绿茶比发酵茶好。

茶叶因加工污染、贮存不当，可能有农药残留，甚至黄麹霉素严重超标（我曾見过有关报导，但未见正式文献报告），无论如何，受潮发霉的茶叶应即丢弃。

即溶茶袋 Instant tea 方便。品牌多，各品牌含茶叶有多少？要看标签显示。茶袋往往含多量香料、糖或代糖、防腐剂、人工色素等，这些都值得考虑。

咖啡是否有益健康，研究从来不断，争论也不少。

提到咖啡的好处坏处，首先会想到咖啡因。咖啡因的作用，已在前面谈及。

咖啡的其它成分有：

相对于茶叶的茶多酚，咖啡的多酚类抗氧化成分主要是**氯原酸** Chlorogenic acid，一如其它抗氧化剂，能清除自由基对细胞和 DNA 的伤害。

有研究认为，经常喝咖啡有如下的好处，但研究结果并不一致：可能延缓老人失智症；缓解帕金森病；改善肝功能，特别是 C 肝患者；可能增强血中胰岛素的作用，降低血糖，对糖尿病人有利；减轻辐射伤害。

另有研究认为咖啡会提升坏胆固醇 LDL，增加心血管病风险；过量饮用咖啡对神经、心血管、胃肠道可能伤害，特别是有心血管或胃肠疾病的人；孕妇要避免长期大量饮用咖啡。

一如茶，咖啡的不同品牌和泡制方法，其成分差异很大，因此关于咖啡对健康的研究，往往有不同结果。

可可粉是从可可豆制成的棕褐色粉末。可可作为自然饮料，在中南美洲及太平洋岛屿国家居民特别是原住民中盛行。但更多的是将可可粉加上可可奶油 Cocoa butter 及糖粉或奶粉，制成**巧克力** Chocolate，用于糖果糕饼；也可以制成各种巧克力饮料。

因可可粉含量多少，有各种巧克力，其中黑巧克力 Dark or Black Chocolate 含可可粉 35%以上，而白巧克力 White Chocolate 只有可可奶油及添加的牛奶和糖，不含可可粉；当然也有介于二者之间的巧克力。

111

可可的咖啡因含量远比咖啡或茶的少，因此刺激及醒脑作用较弱。

可可最特别的是含有**苯乙胺** Phenethylamine (PEA)，它可以使人感到欢快，又可以增强性欲。可可含多酚类黄酮比茶高 2—5 倍，包括兒茶素，还有五倍子酸（没食子酸 Gallic acid），具收敛作用，可助治疗内出血，减少蛋白尿。

可可含有各种维生素和矿物质，其中维生素 B2、B12，鉀、铜、镁、铁稍多，但含量均有限。

巧克力含有很多糖和脂肪，後者主要是饱和脂肪，因此是高热量食物，要求减肥的人要适可而止。

请注意：可可 Cocoa 与提炼可卡因 Cocaine 的古柯 Coca（从古柯叶提取）是完全不同的两码事。

五花八门的饮料（一）

各种饮料，五花八门。除了前述茶、咖啡、可可外，还有碳酸饮料、能量及运动饮料、蔬果汁、椰液、豆浆、奶类、蜂蜜、以至瓶装水等。

碳酸饮料 Carbonated soft drinks 或 Soda drinks，俗称汽水，是二氧化碳的水溶液：把 2-3 大气压的二氧化碳压入糖水里。

碳酸饮料主要含糖（常是蔗糖 Table sugar 或玉米糖浆 Corn syrup），此外还有色素、香料、柠檬酸、磷酸盐等，有些添加维生素 A、C 或矿物质钙、铁之类，还有防腐剂。

可乐 Cola 类饮料是汽水的一种，往往加有咖啡因，及某些商业保密的成分，如可口可乐、百事可乐；也有无咖啡因的如 7 UP，等等。一瓶 12 盎士（350 毫升）的可口可乐含糖 39 克，提供热量 140 卡，约半碗饭的热量，除此之外基本上没有其它营养，所以是垃圾食物，多喝会造成肥胖，及促成糖尿病、心血管病、高血压等。用代糖 Sweetener 取代糖，号称减肥可乐 Diet Cola，代糖是否影响健康还有争议，但同样没有营养。

由于含糖量高，经口腔细菌发酵产酸，会腐蚀牙釉质。加上汽水本身的酸性，常喝汽水，龋齿发病率显著升高。

如用的是较甜的高果糖玉米糖浆 High-fructose corn syrup，含果糖 Fructose 很高。果糖不像葡萄糖能被许多组织利用，只能在肝内代谢，太多时转成脂肪，更易引发脂肪肝，或加重肥胖和糖尿病。

有人关心汽水中的磷酸盐妨碍钙、铁吸收。事实上，一瓶 350 毫升可口可乐约含磷酸盐 41 毫克，而磷的建议日用量为 700 毫克，除非经常大量饮用，影响应不大。

可乐中的咖啡因可以提神，增加心跳、呼吸、肾血流，也可以增强肌力，缓解头痛。但过量导致兴奋、失眠、焦虑、震颤，以及心跳加速，血压升高，心律不齐。

汽水中添加的防腐剂苯甲酸钠 Sodium benzoate 是细胞毒，伤害 DNA，但应在规定的安全范围内。

能量饮料 Energy drinks 是为快速补充人体所需能量的饮料，主要含糖和 B 族维生素。B 族维生素帮助糖代谢产能，以补充体力，缓解疲劳。

能量饮料一般都含较高剂量的咖啡因。此外还往往加有维生素 C，或 A、D，电解质钠、鉀，矿物质钙、铁，或某些蛋白质、氨基酸，或草药制剂。**运动饮料 Sports drinks** 是能量饮料的一种，加减其中一些成分，常见添加的有牛磺酸 Taurine（维持肌力。大汗时易流失）。运动饮料被宣称更能补充运动消耗去的能量和电解质，增进肌力和耐久力。

运动最需要补充的是水分。能量饮料或运动饮料所添加的营养成分，在均衡饮食中多能得到，有些保健品甚至提供更多。这类饮料增强体力和脑力的好处，除了提供糖和维生素 B，有研究认为主要是因为咖啡因。而不可忽视的事实是，这类饮料与碳酸饮料一样常含大量糖，把它们通称为垃圾食物并不为过。剧烈运动后适当饮用可以，但长期经常饮用，害多于利。

对于身体健康，或不是有特别体力消耗的人，没有必要喝能量饮料。糖尿病、高血压病人不宜喝能量饮料。儿童生长发育，需要的是平衡饮食，能量饮料反而增加负担，热量过多造成肥胖；过量的咖啡因刺激更是对儿童有害。

果汁 Fruit juice，在美国，食品药物管理局 FDA 规定，是指 100%自水果榨出的汁。若经稀释，并有其它添加，只能算是果汁饮料 Juice drink，如果露 Nectar，仅含果汁 25—50%。

果汁也可以是浓缩果汁加水重组而成，按规定，标签上必须注明。一些营养素如维生素 C 在加工过程中可能大量损失，但可以另外加入。

纯果汁保留了原水果的大部分成分，如维生素 C、B族、E；矿物质钾、钠，或钙、镁；植物抗氧化成分类胡萝卜素如茄红素，多酚如类黄酮等。可是因为经过过滤，果汁缺少了食用纤维 Dietary fiber。

果汁含糖量高，甚至比汽水还高，如一瓶 12 盎士（350 毫升）的苹果汁与可口可乐的含糖量几乎相同，达 40 克；葡萄汁更高达 60 克。但橙汁含糖量只有 20克，番茄汁 10 克。各种果汁的含糖量，可以在标签上查到。请注意标签上的"糖类"Carbohydrate 是指所有碳水化物，包括单糖、双糖，及多糖如淀粉、纤维。有些食品广告标榜"无糖"，只是指没有添加蔗糖或玉米糖浆之类，但含糖量应该看"糖类"。

果汁含有蔗糖、葡萄糖，还有不少果糖 Fructose。果糖只能在肝代谢，过量会转成肝糖原和脂肪，长期大量饮用可能促成脂肪肝、肥胖和糖尿病。

果汁中的抗氧化成分能消除自由基对细胞、DNA 的伤害，抵抗炎症，有利于降血脂，减少中风，缓解关节炎，延缓老人失智症，抵抗多种癌症等。

梅子汁 Prune juice 利于通便，是因为含纤维较多，但含纤维多的蔬菜水果有的是；苹果汁帮助止泻，因为含有鞣酸（单宁 tannin)和苹果酸之类，有收敛作用；蔓越橘汁 Cranberry juice 据称能抗膀胱感染，但证据不足。

果汁的酸性和含糖量高，和碳酸饮料一样，多饮不利于牙齿健康，也不利于减肥。儿童如常饮果汁，除了易得龋齿，更可能导致腹泻、腹胀、腹痛，以至营养不良，或导致肥胖。

世界卫生组织建议成年人每天摄入糖分不超过 30 克，相当于 150 毫升的果汁。

菜汁 Vegetable juice 是好几种蔬菜打碎榨汁而成。各种品牌成分不同，往往都有番茄、胡萝卜，也可以加苹果或葡萄汁以增加口味。

菜汁保留了原蔬菜的大部分营养成分，在加工或加热过程中损失的如维生素 C 等也常重新加入，但纤维还是比原蔬菜少。

菜汁含糖量较低，但钠往往较多，请注意看标签。有防腐剂，但不应超标。

椰汁 Coconut juice 曾被认为是最富营养的天然饮料，它含有三大营养素醣、脂肪、蛋白质，其蛋白质含有人体所需的十八种氨基酸包括全部必需氨基酸；又含有丰富的维生素 B、C，矿物质钠、钾，钙、铁、镁、锰、锌、铜、硒。它含糖量不及可口可乐的 1/3。

然而从量方面来看，三大营养素含量都是很低的，即使喝上 1000 毫升（1 升），能提供的总热量也不过 20 卡（平常人一天约需要 2000 卡）。但椰汁提供多种营养成分的比例却相对高，如 1 升椰汁的维生素 B1、B2、C，钠、钾、镁、锰等約可达到日需量的一半。因此，作为补充水分和补充适当养分，椰汁是很好的，但若作为日常营养供应，却嫌不足。

五花八门的饮料（二）

豆浆和牛奶的比较

豆浆 Soy milk （或 Soy beverage）和**牛奶**都是好东西，但各有所长。

就营养成分来说，豆浆和牛奶都含有很高的蛋白质。豆浆的蛋白质虽然是植物蛋白，但和牛奶的动物蛋白相似，都是'完全蛋白质'，含有 9 种必需氨基酸；其生物利用率 Bioavailability 都高达 90，只是豆浆比牛奶稍难消化。

未去脂牛奶的脂肪总量比豆浆多很多，即使是减除脂肪至 2% 的牛奶，仍然比豆浆高。另一方面，豆浆的脂肪 85% 是不饱和脂肪酸；牛奶的不饱和脂肪酸稍少：60%，即饱和脂肪酸约 40%。

牛奶含糖量也比豆浆多很多，豆浆往往要加糖。牛奶主要含乳糖，有些人特别是很多亚洲人不能耐受，会引起腹泻，但可以喝无乳糖 Lactose free 的牛奶。豆浆不含乳糖，除糖类（碳水化合物 Carbohydrates）及外加糖外，还含有可溶性纤维，可提供肠道益生菌食物，及保护肠粘膜；但也因其分解而产生气体，容易引起胀气。

牛奶没有可溶性纤维。

牛奶含维生素 A。豆浆含胡萝卜素（可转换成维生素 A），其它维生素 D、E、B2、B6 都比牛奶少，而且没有 B12（动物性食物及某些海藻才有），素食者要注意补充。豆浆中的钙、磷、硒、鋅也没有牛奶的多，但可以另外添加。

豆浆属中等嘌呤 Purine 饮料，嘌呤代谢产生尿酸 Uric acid，尿酸过高会引起痛风。牛奶的嘌呤含量很低，对高尿酸血症和痛风病人有利。

豆浆和牛奶都含有卵磷脂，有益于脑；又有辅酶Q10，有益心脏和肌肉、神经活动，又是强抗氧化剂。

豆浆含有植物固醇 Phytosterol，可以减少坏胆固醇LDL；又含有丰富的类黄酮 Flavonoids，是植物性抗氧化物，有助于抗病、抗老、防癌。也有研究指出，其中的异黄酮植物雌激素，包括金雀异黄素 Genistein 和大豆黄素 Daidzein）可降低男人性欲，造成勃起困难，精虫减少。但也有不同意见。

豆浆可能含有某种物质会影响甲状腺对碘的利用，因此最好避免与含碘多的海带、紫菜同服。但对此有不同意见。

生豆浆含有植物凝血素 Phytohemagglutinin，可引起凝血；含有抑制胰蛋白酶的物质，影响蛋白质的消化；含有皂素 Saponin，刺激胃肠引起恶心、呕吐或腹泻；生豆浆中的植酸 Phytic acid 可能妨碍钙、镁、铁的吸收。但这些因素加热可破坏，因此豆浆要煮熟喝。

豆浆蛋白质的氨基酸比例不够平衡，甲硫氨酸少，若与米饭或鱼或蛋搭配，可以取长补短。

中医认为豆浆偏寒，体质虚寒的人少喝；对体质偏热、口干、便秘的人有好处。

蜂蜜 Honey

主要成份是果糖和葡萄糖，其次是蔗糖，总量占80%。蜂蜜含有很全面的营养成分：氨基酸、脂肪、维生素、矿物质和微量元素、多种酶，但含量都不多。因为它营养全面，所以被认为对身体很多方面都有好处，常配合治疗疾病，增强体质。

但蜂蜜主要是糖，提供热量，尽管营养全面，毕竟各营养素都不多，因此被认为是纯热量 Empty calorie 食物。

由于蜂蜜成分复杂，与其它食物或药物同用，可能互相干扰，所以最好单独饮用；不用开水但用温水冲服，以免高温破坏营养成分。

蜜蜂采集花粉可能夹带一种叫肉毒杆菌 Clostridium botulinum 的芽孢，若给婴儿喝蜂蜜，芽孢进入婴儿肠道，因婴儿肠道免疫尚未成熟，不足于杀死芽孢，芽孢发育成细菌，产生毒素，可致婴儿生病甚至死亡，因此不要给婴儿喂蜂蜜。

蜂蜜含水份不足20%，微生物不容易生长，但仍可以有潜伏的细菌或霉菌，免疫力低下的人应避免饮用。

饮用水种种：

自来水是经过沉淀、过滤、消毒，及通过多项指标检测的水，各国都有严格标准。美国规定，自来水可以直接饮用，但自来水厂只保证水质到用户前的管道，进入住宅范围以后须用户自己负责，所以更新家里的老旧破漏水管很重要。

自来水消毒通常是溶入氯 Chlorine 或氟 Fluorine，后者对防龋齿有好处。

自来水如果含钙、镁较多，叫"硬度"大，沉淀会形成水垢。但钙、镁本身并无害，而且是人体所需的矿物质。所以，不要因为看见有水垢便说自来水不好。

自来水还含有一些微量的有毒或无毒杂质，但都应该在容许限量内，可在有关部门定期发布的水质报告中看到。另有一项指标是"大肠杆菌"Coliform Bacteria 或 B. coli，它表示可能的粪便之类的污染，应在安全范围内，出厂前都通过严格检查。

自来水及排污系统，实在是人类生活的一大发明。

滤过水是利用活性炭、或离子交换、或逆渗透等方式，进一步减少水中杂质及污染，包括金属铅、汞、镉、铜，也除去大量钙、镁等"硬物"。但自来水的有害杂质都应在严格的容许范围内，而钙、镁并无害，因此从卫生角度来看，再过滤没有必要。只是水质变得更软，口感较美，饮者可能更安心，也许心理作用占优势吧！

瓶装水可以是滤过水、山泉水、或矿泉水，后者可能含有产地特有的微量元素或成分，有好有坏，按理都应该在规定范围内。但是否各种品牌都有严格规范或管理，恐怕是见仁见智了。

无可否认，外出时，瓶装水是方便。但在家里，若自来水有保证，就没有必要喝瓶装水了。

有谓瓶装水的塑料瓶可能缓慢释出毒物，所以不宜久置；受热更易释出，因此不要久置车厢内。事实上，盛瓶装水的塑料瓶是由塑料 PET 制造的，贮水不会释出毒物，也不含"可能的"致癌物 DEHA。美国食品药物管理局 FDA 及美国癌症学会都否认"释毒"的谣传。

近来传言，瓶装水含有塑料微粒 Plastic particles，对人体有害。世界卫生组织 WHO 于 2019 年发布调查报告指出，目前尚缺乏可靠信息，认定（饮用水及瓶装水的）塑料微粒对人体有影响。

然而，塑料微粒对其它方面尤其是海洋生态的影响，正引起广泛注意。

自由基和抗氧化剂

很多人都知道抗氧化剂Antioxidants有益健康，可以防病、防癌、减缓失智和抗老。为什么呢？

说到抗氧化剂，先要知道"自由基"。

自由基 Free radicals，或简称 radicals，是机体新陈代谢氧化过程的产物。氧化代谢产生能量，维持器官活动，但同时也产生了自由基。

自由基是带著不配对电子的分子、原子或离子，性质不稳定，容易从周围物质攫取电子以配对，使自己稳定。被攫取了电子的分子变成新的自由基，会攻击新的分子，如此继续下去，形成链式反应 Chain reaction，甚至像分级小瀑布似的级联效应 Cascade reaction，产生大量自由基。自由基可袭击任何物质，特别是脂类、蛋白质、核酸，使细胞膜和 DNA 受到伤害，发生各种疾病，如血脂过高、动脉硬化、肺气肿、类风湿性关节炎、老年性耳聋、白内障、帕金森病、老年失智症、癌肿等。器官组织老化也与自由基过多的攻击有关。

自由基有很多种类，最重要的一类是反应性氧类 Reactive oxygen species（ROS），如羟基、过氧化氢、单态氧、氧化氮等。

一事物总有它的两方面，一些自由基也有重要的生理作用，如氧化氮，或称一氧化氮 NO，是维持血管张力，调节血流分配的重要物质；血液白细胞的粒细胞制造自由基，消灭入侵的细菌，等等。可是过多的自由基对人体便有害了。

除了正常代谢会生成自由基外，剧烈运动、吸烟、炎症都会产生过多的自由基；外环境如紫外线、臭氧、燃烧、工业污染，以及清洁剂、杀虫剂，也会产生自由基，可以被吸入或吃进人体。

为对抗或消除自由基的伤害，人体有很多**抗氧化**机制，一是还原作用，给出电子使成配对以打断自由基的链式反应，重要的如谷胱甘肽 Glutathione、褪黑素 Melatonin；二是通过一系列触酶阻止自由基的形成，分解或移除已形成的自由基，著名的如超氧化物歧化酶 Superoxide dismutase、过氧化氢酶 Catalase、谷胱甘肽酶系；三是修复或重组被损伤分子，如 DNA 修复。

随着年龄老化，体内抗自由基的机制越来越弱，便要注意适当补充。

除了身体内的抗氧化机制以外，很多食物也含有抗氧化成分 Antioxidants，最重要的如维生素 C、维生素 E——是很强的还原剂，提供电子打断自由基链式反应；又如蔬菜水果中的 β-胡萝卜素、多酚类等等，能清除自由基。

以下是几种重要的食物抗氧化成分：

维生素 C 是水溶性抗氧化分子，能消除细胞内外水溶液中的自由基。

新鲜蔬果、肉类都含有丰富的维生素 C，是最好的来源。建议需要量是每日 60 毫克，约相当于一个小橙子的 C 含量。水洗、高温、久置都会使维生素 C 氧化破坏。运动、劳动、发热病人须补充更多的维生素 C。

维生素 C 制剂有不同剂量，高的可达 500 毫克或更多，可作辅助治疗用。平时服用大剂量维生素 C，对健康人没有必要，因为会刺激胃，也使血液酸化，影响电解质平衡。

维生素 E：脂溶性，能消除脂溶液中的自由基，如保护细胞膜（脂质双层结构）免被自由基伤害。

谷麦芽、种子、坚果、全谷类、玉米、鳄梨、奇异果、绿叶蔬菜如菠菜等含有丰富的维生素 E。建议需要量是每日 30 IU（国际单位）。市售胶囊达 300 IU。曾有报道服大剂量 E 可以减少心血管病，防癌，抗老，但没有得到证实。近有研究认为高剂量 E 有害无益，且维生素 E 是脂溶性的，摄取过量很难排出。

维生素 E 与抗凝血药如 Aspirin 同服，可能引起出血或血瘀。

除了维生素 C 和 E，一个消除水溶液中的自由基，一个消除脂溶液的自由基外，植物也有很多抗氧化成分，其中有两大类，即类胡萝卜素和多酚，有抗氧化作用，及其它保健功能。

类胡萝卜素 Carotenoids 是植物众多成分中的一个大家族，其中很多成分能清除缺氧环境下产生的自由基，又可加强人体内的抗氧化酶作用。

胡萝卜素中，有名的如 β-**胡萝卜素** β-Carotene，以及**叶黄素** Phytoxanthin（或**植物黄体素** Lutein），**玉米黄素** Zeaxanthin，**虾黄素** Astaxanthin，请参见"眼保健品"章。

类胡萝卜素中的**茄红素** Lycopene，抗氧化效果比维生素 E 还要强，对延缓皮肤老化，减轻慢性炎症及心血管病和糖尿病，改善男性不育有一定效果，又对防治前列腺、乳腺、宫颈、卵巢、口腔、胃肠、肺的癌症可能有好处。

茄红素油溶性，因此番茄用油炒，茄红素吸收会更好；而番茄生吃，维生素 C、B 等水溶性营养物质能保留更多。鱼与熊掌，应可得兼。

茄红素有利于胡萝卜素的吸收和利用，因此，番茄与胡萝卜或红薯同吃，是很好的搭配。

未成熟的青番茄含有较多番茄素（Lycopersicin），食用后可能出现恶心、呕吐、胃痛等不适症状。

多酚类 Polyphenols 也是植物成分中的一个大家族，多种蔬菜如椰菜（包心菜）、绿或白花椰菜、洋葱、芹菜，水果如葡萄、橄榄、苹果、梨、草莓类，又如茶叶、咖啡、可可粉、都含有各种多酚抗氧化成分——可以说每一种颜色都代表一种抗氧化成分。其中著名的有**类黄酮 Flavonoids** 族中的儿茶素 Catechin（茶多酚中的一种）、表儿茶素 Epicatechin（可可粉和巧克力含量多），**异黄酮 Isoflavone** 的大豆黄素 Daidzein（大豆、花生中多），可能研发为抗癌药的槲皮素 Quercetin，原花青素 Proanthocyanin（请参见下章"植物抗氧化保健品"）。

白藜芦醇 Resveratrol 是多酚的另一员，有很强的抗氧化作用，对其抗癌作用有大量研究，但迄今还没有明确的结论。请参考下章"植物抗氧化保健品"。

值得注意的是：多酚类的抗氧化作用，在试管中得到证明，但多酚经过消化破坏，吸收入血到肝后，又很快被代谢，最后仅剩 5—10%，所以在活体的抗氧化作用是很有限的，即生物利用率 Bioavailability 很低，因此美国食品药物管理局 FDA 及欧洲食品安全局 EFSA 规定，不能宣称这些食物产品有抗氧化作用。

除了类胡萝卜素和多酚外，其它重要的抗氧化成分还有：

α-硫辛酸 Alpha-lipoic acid（ALC），是一种类似维生素的物质，在食物中常与维生素B族同时存在。但不同于维生素必须由食物提供，α 硫辛酸可以在人体内合成。

α-硫辛酸参与体内的物质代谢。它又是强抗氧化剂，特殊在于它具有水溶和脂溶双重性质，因此既可以清除水溶液的自由基，也可以清除油脂中的自由基。

α-硫辛酸可以帮助稳定血糖，减少胰岛素或降糖药物的用量，改善糖尿病末梢神经病变；也有助于降低血脂，辅助治疗脂肪肝、慢性肝炎；又帮助消除重金属的伤害。

α-硫辛酸与上述的白藜芦醇都能透过血脑屏障，对防止老年失智、帕金森病可能有好处。

酵母、肝、肾、菠菜、花椰菜、番茄、马铃薯、甘蓝中含多量 α 硫辛酸，也有保健制剂出售，建议剂量每天300毫克或以上。

异硫氰酸盐 Isothiocyanates，助去毒，加强体内抗氧化酶，帮助消除致癌因素。十字花科的椰菜、花椰菜、白菜、萝卜等含量多。

辅酶 Q10，是人体内生辅酶，它也辅助其它抗氧化酶。它有多方面的作用（参见另篇）。有制剂可以补充。

微量元素如**硒** Selenium、**锌** Zinc、**锰** Manganese，是多种抗氧化酶的成分，需要量很少但必需，一般平衡食物多可供给。有些营养补充剂也添加。注意摄取过量会中毒，如硒（每日需要量50-70微克）过量可致掉发，指甲变形，神经伤害，及胃肠障碍。

千百种抗氧化成分，各有各的特点和作用，从食物中摄取抗氧化成分是最好的方法，全谷（粗粮）、蔬菜、水果含有各种抗氧化成分，最好是广泛、轮流摄取，不要单吃一味。

请注意含抗氧化成分的食物，不仅抗氧化，还各有其它方面的功效。

上面列举了很多抗氧化成分，保健品市场上都有相应的产品，时有友人问到，所以写在这里，谨供参考。关于抗氧化剂的研究很多，正面负面的结果都有。保健品只宜适当补充，不要太相信广告！

植物抗氧化保健品

这类保健品种类繁多，以下选列几种，仅供参考。

白藜芦醇 Resveratrol 是多酚的一种，有很强的抗氧化作用。

它可以阻止血小板非正常凝集，减少胆固醇沉积血管，从而减少心血管疾病；动物试验，可以延长寿命。关于白藜芦醇的抗癌作用，有大量研究，但迄今还没有明确的结论。其他如对糖尿病、减肥、老人失智、延缓衰老、防辐射伤害等方面的好处，也还待更多的研究。

白藜芦醇的效果不肯定或大打折扣的一个原因，是因为它的生物利用率 bioavailability 很低：消化破坏了一部分，吸收后，到肝迅速被代谢，剩下不到1%。即使制成酒精溶液含在口内经颊粘膜吸收，避开被消化，也脱不了到肝被代谢的命运。

白藜芦醇在红葡萄酒中含量较多，曾被推测是法国人虽然爱吃牛扒和炸薯条，而心血管疾病反而比美国人少（所谓"法国矛盾"French paradox）的一个原因，但后来研究发现，葡萄酒中的白藜芦醇，经过消化破坏及肝内代谢後所剩无几，根本达不到发挥效用的浓度，"法国矛盾"可能是酒精及其它成分如花青素的作用。

白藜芦醇广泛存在于植物界，花生、红葡萄（主要在皮）、某些草莓类如桑椹都是好来源；中药虎杖含很多。不同品牌葡萄酒的白藜芦醇含量差别很大，葡萄汁的白藜芦醇量约为酒中含量的一半。保健制剂可以由化学合成，价格昂贵；美国及中国的白藜芦醇产品多从虎杖提取，因提取技术复杂，纯度还有待提高，所含杂质也可能引起副作用。要选择可靠品牌。

一如其它保健食品或食物补充剂，美国食品药物管理局 FDA 对白藜芦醇制剂的功用、品质、剂量并没有严格的规范。有研究指出，通常市售白藜芦醇提取物胶囊的建议每日 200 毫克，远达不到动物试验有效的剂量。

白藜芦醇的副作用，尤其是长期的副作用，到目前还没有充分研究。专家建议，在得到进一步的研究结果之前，长期服用白藜芦醇作为抗老、减肥、或防治疾病，应该更加慎重。

葡萄籽提取物 Grape Seed Extract：埃及和希腊两个文明古国，人们早就认识到葡萄的营养和药用价值，欧洲人也用葡萄皮或叶来治疗一些疾病。但用葡萄籽提取有效成分作保健品或辅助治疗，却是从上世纪才发展起来的：酿酒厂为了利用废物，对葡萄籽作了广泛的科学研究，结果发现其中好些成分是好东西。

葡萄籽含有不饱和脂肪酸亚油酸、维生素 E、类黄酮如白藜芦醇、以及重要的花青素。

亚油酸是 ω-6 不饱和脂肪酸，可以降低三酸甘油酯及低密度脂蛋白 LDL，还可以降低血液粘稠度，改善微循环；它又是人体无法自己合成而必须由食物供给的两个必需脂肪酸 Essential fatty acids 之一，维持心、肝、肾、生殖、消化等重要生理功能。可是摄取亚油酸过多，会妨碍同是不饱和脂肪酸及必需脂肪酸、但属 ω-3 的 α-亚麻酸的吸收，可能促成慢性炎症、心血管病、糖尿病、关节炎、抑郁症等。

葡萄籽富含的维生素 E 是油溶性抗氧化成分，能清除油脂中的自由基，对抗心血管病、糖尿病、癌症，延缓衰老；又与男性生育有关。

葡萄籽含有的较特别的成分是**花青素**

Anthocyanidin，又称原花青素 Proanthocyanidin，全名是寡聚原花青素复合物 Oligomeric Proanthocyanidin Complexes（OPCs），由不同数量的儿茶素 Catechin 或表儿茶素 Epicatechin 聚合而成，通常是二至四个的寡聚体。

花青素是植物中广泛存在的一大类多酚化合物中，属于类黄酮 Flavonoids 的一种，葡萄皮、葡萄汁、葡萄酒，以及很多植物的籽、花、叶、皮也都含有不同数量的花青素。茶含有儿茶素，可可则含有表儿茶素。

花青素具有极强的抗氧化消除自由基的作用，能够清除血管内膜的自由基，保护微血管壁渗透性，改善循环，有利于减轻水肿，阻止静脉曲张；对手术或外伤造成的水肿、妇女经前水肿有一定的疗效。糖尿病人视网膜微血管出血，造成视网膜病，是致盲的重要原因，花青素有改善效果。

花青素维持心血管健康，帮助降解胆固醇。法国人喜欢吃牛排炸薯条等高油脂食物，但得心血管疾病的人比美国人少。这种令美国人妒忌的"法国矛盾"French paradox 现象，被推测与法国人喜欢喝红酒，而红酒中含有花青素（及白藜芦醇）有关，酒精本身也可能有作用。

花青素能抑制产生组织胺的酶，防止生成组织胺，因此有助于减少花粉热、荨麻疹、哮喘等过敏性疾病。

花青素被认为是护肤佳品，因为它帮助维生素 C 合成和修复结缔组织的胶原蛋白，维持皮肤的弹性和光滑，并能减少紫外线对皮肤的伤害。花青素既可口服，也可外用，常见于护肤霜。

一如其它多酚抗氧化成分，花青素经消化及代谢破坏，进入体内能起作用的不到 10%。到目前为止，葡萄籽提取物的好处，获得最多证据的是用于慢性静脉缺损 Chronic venous insufficiency，如于中老年人尤其是妇女常见的静脉曲张 Varicosis；其次是缓解手术或外伤引起的水肿。此外也有证据表明能对抗某些细菌感染。至于其它如对心血管病、糖尿病，抗癌，抗老，改善失智等的效果，就像其它保健品一样，还需要更多的研究。

葡萄籽含的类黄酮有**白藜芦醇**，是强抗氧化成分，是受欢迎的保健品之一，它的各方面的作用，尤其是抗癌效果，有大量研究报告，但到现在还没有明确的结论，如前所述。

葡萄籽制剂有胶囊、片剂、或液剂。购买时请注意标签，产品应含标准化青花素 40—80%，或其复合物 OPC 95%以上。

葡萄籽提取物总的说来是安全的。偶有的副作用有头痛、眩晕、恶心、腹部不适等。有些人对葡萄籽过敏。

葡萄籽提取物最好不要与其它有稀血作用的药物如 Aspirin，Ibuprofen（布洛芬）同用。正在服用抗糖尿病、高血脂、高血压药的人，最好先请教医生。

石榴 Pomegranate 原产于中东，在古埃及、希腊、印度等国家用于保健和美容。

石榴含有丰富的维生素 C、K、B 族尤其是叶酸 ；矿物质钙、镁、铁、锰、锌，以及食用纤维。更特别的是含有安石榴苷、鞣花酸及鞣花单宁，另外是石榴油酸。

石榴皮及肉中所含的安石榴苷 Punicalagin，是多酚类强抗氧化成分，能消除自由基对胶原结缔组织的伤害，帮助维持皮肤、关节、动静脉管壁的弹性。利于保持皮肤光滑，减少皱纹，常被用于美容；又有助于加强关节韧带，保护关节，修复运动损伤。

安石榴苷是少数能透过血脑屏障的抗氧化成分之一，对增强记忆、延缓衰老可能有好处。

鞣花酸 Ellagic acid 及鞣花单宁 Ellagitannin 也是多酚类抗氧化成分，据称有抗炎，降血脂，及抗癌特别是乳癌和前列腺癌的作用，但证据有限，被美国食品药物管理局 FDA 禁止厂商宣称有抗癌效果。

石榴籽油中 78% 是不饱和脂肪酸，其中石榴油酸 Punicic acid 占了 65%。石榴油酸是一系列亚油酸的异构体，对降低坏胆固醇 LDL，减少心血管疾病有作用。

石榴中的多种生物碱有抗细菌、病毒、霉菌的作用，民间常用于治疗皮肤感染、咽喉或牙龈肿痛、痢疾；石榴皮可以驱除绦虫；鞣酸 Tannin 等收敛性成分用于止泻。

石榴提取物 Pomegranate Extract 多从石榴皮提取，含安石榴苷特多。也有石榴籽或石榴花提取物。

到目前为止，所有宣称石榴提取物的效用，都尚待更多的研究。2010 年二月，FDA 曾警告某一药商，不得对其未经证实的抗病效果作夸大宣传。

巴西莓 Acai Berry 是南美巴西及亚马逊河流域一种棕榈树的紫色浆果，当地人民采用作粮食或食物添加剂，也用作保健品，及用于治疗多种疾病。

其干粉含醣约 50%，包括丰富的纤维；蛋白质 8%，脂肪 30%，是少有的含脂肪高的植物性食物。

巴西莓含有丰富的多酚，主要是属于异黄酮的花青素 Anthocyanidin（比较：葡萄籽），是强抗氧化剂，能消除自由基对细胞和 DNA 的伤害，从而有助于抗慢性炎症，抗衰老，抗癌。但一如其它多酚，经消化破坏，尤其是吸收入血後被肝代谢，其抗氧化作用大减——不到 10%。

巴西莓含脂肪多，其中的 α-亚麻酸，既是人体必需脂肪酸之一，也是 ω-3 不饱和脂肪酸，对维持神经、视网膜的功能，以及防止胎儿发育缺陷都很重要。

巴西莓的另一好处是含丰富的纤维，有利于缓解便秘，保护结肠粘膜，以及提供肠道益生菌的食物等其它功能，请参考本书"食用纤维"章。

但上述这些好处都不是巴西莓特有的，很多水果如蓝莓、葡萄、橙，苹果都跟它不相上下。尽管有很多研究，目前仍然没有足够证据表明它对健康有特别的好处。

草药保健品（一）

草药 Herbs 保健品在民间广泛流传，一般相信能防治某些疾病，或对保健有好处。但因其效果缺乏严格的科学论证，安全性也未经严格的检验，美国食品药物管理局 FDA 没有把它们当作药物，也不批准其防治效果的宣称。官方严格规定无可厚非，然而积累多年的民间经验也可能有内在的事实，尚待发掘而已。使用时自己小心判断就是了。

下面介绍几种美国常见的草药制品。也有华人爱用或买回去馈赠亲友的。

Airborne

Airborne 常被用于治疗感冒。它是集合维生素、矿物质、氨基酸及中草药的大杂烩，成分包括维生素 A、B2、C、E，矿物质锌、硒、镁、锰，氨基酸赖氨酸、谷氨酰胺，又含有欧美常用于防治感冒的紫錐菊 Echinacea，及中药金银花、连翘、荆芥、板蓝根、蔓荆子、姜，在中国，上述中药常用于治疗感冒。所以 Airborne 能治感冒并不奇怪。只是因为没有严格的医学验证，美国 FDA 不承认。

早年由于 Airborne 曾被厂商宣称有治疗伤风感冒及其它方面的效果，被 FDA 指为不实，并遭集体诉讼，最后以罚巨款和解。其后 Airborne 的标签不写对什么有效，只标出成分。但可能确有一定的效果，且已为多人所知，销路不减反增，也许 FDA 的禁令反而帮了它促销！通过这事件（还有类似的事件），也反映了 FDA 的某些规章条例，与实际情况还是有差距吧。

提醒 Airborne 可能有的副作用，特别是连續大剂量

（1000毫克）的维生素C，可能造成胃刺激，及血液偏酸，导致电解质失平衡，促成肾的草酸盐结石。过量维生素E累积可致头痛、疲倦，凝血时间延长而致出血。大量镁导致消化障碍、肌无力、心律不齐或低血压。

很多中成药被用于防治感冒，如银翘解毒散，主要治疗风热感冒：发热、头痛、口干、咽痛、咳嗽，或有黄痰。荆防败毒散或通宣理肺丸用于风寒感冒：怕冷、可有微热、打喷嚏、鼻塞、流清鼻涕。等等。

紫锥花 Echinacea

紫锥花，也叫紫锥菊，原是北美原住民用于治疗多种感染疾病及外伤的"万能"草药，后来传入主流社会并颇受欢迎，直到抗生素出现才渐渐式微。其后在欧洲尤其在德国又获得重视，并被作了大量研究，传回美国又受到欢迎。

紫锥花主要用于防治感冒，可以减轻症状和缩短病程。德国药管局批准作为治疗感冒及尿道感染用药，世界卫生组织WHO宣布其对感冒有效。

紫锥花是在西方世界得到最多研究的草药之一。它含有丰富的多酚包括类黄酮，有很强的抗氧化作用；又有烷酰胺Alkylamide，能提升免疫功能。不少研究指出紫锥花有抗细菌、抗病毒、及消炎止痛作用。用于感冒初期，效果较好，作用迅速。也可以在感冒季节用作预防。又用于治疗单纯疱疹、泌尿道感染、阴道念珠菌感染、胃肠感染；此外也用于外伤，止痛消炎。但研究结果往往矛盾，其效果及安全性都还需要更多的研究。

建议剂量：胶囊每次300毫克，每天三次，连服5—7天。最好饭后服，不要咬破胶囊，否则口腔会受到强烈刺激。也有片剂、滴鼻剂，或冲生药当茶饮。油膏供外用。

副作用轻微，偶有胃肠反应，或皮肤起疹。有人对紫锥花过敏。

免疫功能低下者，或正在用类固醇或免疫抑制剂者应避免使用。糖尿病、结核、肝病患者，或正在服用其它药者，要先请教医生。

由消费者实验室网站ConsumerLab.com（一个专门测试保健品质量的独立机构）测试了11家品牌的紫锥花产品，结果发现只有4家所含的成分与标签符合，一家完全不含紫锥花，一半品牌所含紫锥花不是所表示的属种，超过一半品牌所含主要成分达不到标。

圣约翰草 St. John's wort

圣约翰草，又名贯叶连翘、金丝桃，是欧美国家常用的草药，据信有缓解抑郁、焦虑，安定情绪，镇静安眠的效果，常用于青少年轻度抑郁。民间用于消炎，止痛，利尿，及一些胃肠疾病。

现代研究表明，圣约翰草含有金丝桃素Hypericin等多种活性成分，能透过血脑屏障进入大脑，通过神经介质如血清素Serotonin，或单胺氧化酶抑制因子MAOI产生安定作用。但研究结果并不一致。有认为其效果近似常用抗抑郁处方药，而更少副作用；然而至少有两项大型研究表明，圣约翰草的抗抑郁作用并不明显。

要吃多少？目前没有统一的剂量，一般用标准提取物Standard extract胶囊，剂量因不同品牌而异。也可以用生草冲茶饮。

副作用不多见，偶有腹痛、疲乏、眩晕、烦躁、头痛、皮肤起疹、性欲减退、血压升高等。有些人会发生光过敏。

要注意药物相互作用：如服用避孕丸（圣约翰草降低雌激素效果）、某些抗抑郁药（加合作用）、抗凝血药，要请教医生。

茶氨酸 Theanine

茶氨酸是茶叶中的一种特有成分，咖啡、可可中都没有。与提神的茶碱及咖啡因不同，它有平和或松弛神经的作用，可缓冲咖啡因的刺激，但不影响咖啡因的醒脑 mind-energizing 效果。与咖啡因合用，可加强认知能力和注意力。脑电图 EEG 测试，茶氨酸明显增加 α 波，α 波与平和、松弛和注意力有关。

茶氨酸的松弛、平和作用，是因为它能影响脑内神经介质如血清素 Serotonin、γ-氨基丁酸 GABA 的释放，这些介质与情绪上的松弛、愉悦有关。但也有相反的研究结果。

它没有镇静作用，不引起嗜睡，不用作安眠药，但由于它的安定作用，可配合安眠药以帮助睡眠，或配合褪黑素缓解时差。

茶氨酸被用于帮助降血压，或缓解焦虑和惊恐，增强记忆，但实验研究尚少，且多限于动物试验。

茶叶约含茶氨酸 1—2%。制剂是左旋茶氨酸 L-Theanine，有 50—250 毫克不等，副作用少，总的来说是安全的。有专家建议，喝茶比服用制剂好。一杯茶大约含有 20 毫克茶氨酸。

草药保健品（二）

姜黄 Turmeric

姜黄，在印度及亚洲一些国家用于调味及治病已有几千年历史。它是咖喱 curry 的主要成分，西方的芥辣 Mustard 也是用姜黄染成黄色。印度民间常用姜黄消炎止痛，治疗感冒、咽喉炎，腹泻及胃肠胀气，治外伤感染、皮肤疾病等。

姜黄也是常用中药。姜黄味辛苦，性温，行气破瘀，通经止痛。主治胸腹胀痛、肩臂痹痛、月经不调、闭经、及跌打损伤。

现代研究，姜黄有明显的抗炎、消肿、止痛作用，常用于风湿痛、骨关节炎，以及防治与慢性炎症有关的心血管病、糖尿病、自体免疫疾病，也被用于治疗结肠炎、肠激惹症群，但所有这些都有待进一步研究。

有多篇报道，姜黄对结、直肠癌、胰腺癌、乳腺癌、前列腺癌等有抑制作用。

实验研究方面，姜黄降血脂，特别是降三酸甘油酯的作用显着。姜黄保护血管内皮，抑制血小板凝集，改善血液循环，减少粥样硬化斑块形成。姜黄促利尿，但对降血压无明显作用。姜黄可使子宫收缩导致流产，孕妇忌用。姜黄能抑制细菌和真菌生长，可用于外伤防治感染。

姜黄抗氧化，姜黄素 Curcumin 的抗氧化作用比维生素 C、E 及类黄酮强一倍以上。

食用姜黄被认为是冲绳人长寿的原因之一；印度一些乡村，老年失智症发病率特低，推测与多吃咖喱有关。

姜黄可能引起胃不适、恶心、腹痛；因它的活血

（血液稀释）作用，较大剂量可能引起瘀斑、出血、消化道出血；与其它抗凝血药或有稀血作用的药物如Aspirin、鱼油、三七、白果同服，要小心；有肝、肾疾病或胆石的病人，最好先请教医生。

姜黄生药含姜黄素2—5%。姜黄在消化道吸收差，因此从药效考虑，最好用姜黄提取物 Tumeric extract 或姜黄素 Curcumin。有建议与黑胡椒或胡椒碱同服，效果更好。

中医用姜黄一般是1~3钱（3~10克）。制剂有各种类型，可以是干粉充入胶囊，也有是标准化提取物 Standardized extract，剂量因各种品牌而异。

白果 Ginkgo Biloba

白果，又叫**银杏**，供食用和药用。食用白果微甜，清香滑腻；药用白果性平，味稍苦涩，过量可中毒。中医用白果治咳喘、除痰湿、止带缩尿。有谓长期食用可以滋阴养颜、精神焕发、健康长寿，被誉为长寿果。

欧美人食用白果，认为可以增强记忆，对抗失智，减轻抑郁、焦虑；可以扩张血管，降低血压；稀释血液，改善循环，减轻（下肢）水肿。

现代研究，白果含多量不饱和脂肪、丰富的维生素C、B，及镁、钾等；以及抗氧化成分如胡萝卜素、类黄酮，和类萜 Terpenoids（改善循环）。

有实验表明，白果提取物 Ginkgo Biloba Extract（主要从白果叶提取）对呼吸、循环影响不大；但也有研究表明能扩张血管，改善循环，因为氧化氮 NO 增加了12%。对呼吸道疾病，心血管疾病的治疗，也有不同的结果。动物试验有收缩膀胱及子宫的作用。大剂量可致动物惊厥、呼吸心跳停止。白果还有轻度抑菌作用。

白果叶提取物可促进认知能力，减缓焦虑和抑郁，但研究结果不一致。对治疗高血压、心血管疾病，呼吸道疾病如哮喘、慢性阻塞性肺病，经前症候群，关节炎，耳鸣，中风後恢复，老人失智症，多发性硬化，黄斑退行性变的效果，也待进一步研究。

白果含有烷基醇 Alkylphenols 等毒物，生吃或炒吃药用白果过量可致中毒，出现发热、呕吐、腹痛、呼吸困难，严重的可致呼吸麻痹而死亡。有谓成人每天不要超过七粒。孕哺慎用。白果与抗凝血药（稀血药）、止痛药等多种药物可能有交互影响。

保健品制剂多为白果叶提取物，毒性较白果低。

食用白果改善健康的报告很多，研究也不少，但到目前为止，还没有明确的结论；加上白果有一定的的毒性，长期饮用，还是慎重些好。多请教医生，必要时做肝、肾或神经功能检查。

芦荟 Aloe

芦荟有很多种，可供药用和食用的有库拉索芦荟 Aloe Vera（翠叶芦荟，美国芦荟），中华芦荟，木立芦荟等。

芦荟为常用中药，味苦性寒，有清热解毒、活血化瘀作用，治目赤、便秘、眩晕、惊悸、皮肤瘙毒等。在亚洲、非洲、及美洲一些地区，芦荟仍然被广泛用于食品、医疗、及化妆；又常用于治疗创伤、烧伤、冻伤、龟裂、便秘，亦用于感冒、咳嗽。有谓可以舒缓胃灼热、缓解肠躁症，改善糖尿病，降低血脂，刺激免疫，抗肿瘤，延缓衰老，及抑制细菌和霉菌。含芦荟的牙膏，可能减少牙周病和牙垢。加入化妆品或面膜，可能减少皱纹、雀斑、痤疮。但都待更多的研究。民间有用芦荟汁防蚊蝇昆虫，驱除体臭。

芦荟的活性成分很多，主要有芦荟素 Aloin，芦荟大黄素 Aloe-emodin，芦荟宁 Aloenin 等。芦荟素是泻药，在美国已被禁用。

芦荟可以生吃、干吃、榨汁；应用在食品、药品、美容等方面，主要是提取芦荟原汁、浓缩汁或结晶粉。

芦荟口服过量可引起腹痛腹泻等。有人对芦荟过敏。也有人引起光敏感，致皮肤红肿。芦荟可能引起子宫充血收缩，孕妇及经期忌用；正在服用 Aspirin 或其它抗凝血药的人慎用。糖尿病人应慎用芦荟，因可进一步使血糖降低。有心、肝、肾及胃肠疾病的人，服用芦荟前应请教医生。

芦荟性寒，体质虚寒的人不宜。

芦荟外用，副作用很少，但有人会引起光敏感。

美国一项两年期的国家毒物计划 2-year National Toxicology Program，清楚显示喂食芦荟（主因芦荟素 Aloin）的大鼠出现大肠癌。2015 年 12 月加州 65 号提案指出：芦荟提取物可致癌或生育缺陷。

医界不主张长期服用芦荟。

芦荟有很多种，只有少数几种才有食用医用价值。注意区分龙舌兰，外形相像，但有毒。

痛风　尿酸　嘌呤

提起嘌呤 Purine，可能有很多人不熟悉，但是痛风，则是大家都知道的。

得过**痛风** Gout 症的人，都忘不了那种可怕的痛。它常在夜间或清晨突然发生，多在脚内侧第一蹠趾关节或手的小关节，针扎样痛，迅速加剧，几个小时便痛到难于忍受的程度。还可以伴有发热、头晕、或恶心、呕吐等。

痛风的原因，是血中**尿酸** Uric acid 过高，一旦超过其溶解度（约 6.7 毫克/升），便会释出结晶——痛风石 tophi，沉积在四肢小关节或偶而在中型关节上，刺激引起发炎、肿胀、疼痛。可以持续几天或几星期。消退后还可再发。反复发作导致关节畸形。

此外，尿酸结晶可以沉积于肾，使肾小管阻塞；也可能形成肾结石。肾结石多由草酸钙或磷酸钙组成，但尿酸也可以单独生成尿酸石，或与草酸钙形成混合结石。单纯尿酸石约占肾结石总数的 5%，它对 X 光透明，要用造影或超声波才能检出。

痛风似乎是男人的专利，男女发病比例约为 20:1。

血中尿酸过高往往有遗传的内在因素，然而饮食中**含嘌呤** Purine 多是主要的外因，因为尿酸是嘌呤的代谢产物。

痛风可以说是一种富贵病——吃过多富含嘌呤的食物引起。内脏如肝、肾、心、脑，海产如蚌、蛤、贝，加工食物如腊肉、香肠、都是高嘌呤食物。

含中等嘌呤的食物有：牛肉、猪肉、鸡、鸭、虾、蟹、牡蛎、龙虾、干豆类、蘑菇、芦笋、菠菜、花椰菜。有人认为：适量摄取含中等量嘌呤的植物性食物，不致发生痛风。例如，豆腐如不超过每日半磅，仍然是安全的。

含嘌呤量低的食物如：米、麦、糖、奶、旦、番茄、及生菜等多数绿叶植物。

饮料方面，啤酒，以及含糖尤其是果糖多（如高果糖玉米糖浆 High-fructose corn syrup）的软性饮料，会大幅提升痛风的风险。一般认为酒精类应尽量避免，但是也有不同研究报道：葡萄酒影响不大，烈酒约增加15%的风险（Saag & Choi, 2006）。

有认为西芹、樱桃可降尿酸；长期饮用咖啡或茶也有类似效果（有不同意见）。又补充钾如多吃蔬果、喝菜汤有好处，因可促进尿酸排出，但肾功能衰退者应谨慎。

肾功能不良使尿酸排不出去，或其他疾病也可以引起血液中尿酸过高。饥饿、手术或某些降血压药引起的失钾性利尿，可能诱发痛风。

心血管疾病、糖尿病、某些代谢障碍，与痛风常互相影响。

对付痛风的策略是防胜于治。预防痛风发作，除了饮食调节，药物**别嘌呤醇 Allopurinol** 对长期高尿酸和曾有多次痛风发作的患者，是很好的选择。别嘌呤醇的化学结构类似嘌呤，可以代替嘌呤被氧化但不产生尿酸，从而有效地减少尿酸的生成。常用剂量为100～300毫克/日，持续服用，基本上可以控制尿酸在正常范围。

别嘌呤醇在美国是处方药，在有些国家可能不需要处方买到，但最好还是有医生指导。它的副作用有皮疹、腹痛腹泻、白细胞和血小板减少等。

别嘌呤醇只作预防，不是治疗痛风急性发作的药物。治疗急性痛风发作的药如秋水仙素 Colchicin 或其它，要医生处方并在医生指导下服用。有报告每天服用低剂量 Colchicin 可以防止痛风发作。痛风止痛常用高剂量布洛芬 Ibuprofen（商品名 Advil, Motrin）等非固醇类抗炎药 NSAID，但肾功能障碍者不能用。

请注意：尿酸偏高可以不发作痛风，而尿酸测定正常却可以有痛风发作，因为尿酸突然升高可以引发痛风。所以不要暴饮暴食高嘌呤食物或饮料，以避免血中尿酸大起大落。

有各种降尿酸的保健品出售，往往是几种植物或草药的提取或浓缩物，声称可以阻止嘌呤代谢成尿酸，但是其效果、剂量、安全性都有待进一步研究。

中药苍术、苡仁、羌活、泽泻、萆解、滑石、蚕砂、土茯苓等可能有降尿酸作用。中医对痛风病人要辩证论治，发作常因风、寒、湿或风、湿、热趁虚而入，除治标外，病人多有正气不足或气血亏虚，应作相应调整治本，标本兼治。最好请中医诊治，不要自己单服一味。

避害趋利晒太阳

"日光、空气、水，锻炼身体三件宝"——这是小时朗读的课文；皮肤晒得黝黑发亮，被认为是健康的标志；西人去海滩把皮肤晒出褐斑，回来向同事炫耀；卫生学书上也说：晒太阳帮助人的皮肤生成维生素D。……

但另一方面，又说晒太阳会伤害皮肤，甚至引起癌症。

两方面都有道理。如何从其中趋利避害，便值得注意了。

这里说晒太阳的利弊，主要指太阳光中紫外线Ultraviolet ray（UV）所引起的利弊。紫外线是太阳辐射的可见光谱中，紫光之外的辐射线，按其波长范围分为A、B、C、D。UVA最接近紫光，波长最长：400－315 nm（纳米，即十亿分之一米），穿透力较强；UVB的波长稍短，为315－280 nm；再短的为C、D。波长越短，越容易被大气阻隔。

自太阳射向地球的紫外线，约98.7%被大气层阻隔，只有少量波长较长的UVA及更少量的UVB能到达地球，C和D就更少了。普通玻璃可穿透UVA达90%，但穿透UVB不到10%。硅（矽）或石英可透过UVA、UVB甚至更短波，因此被用于制造紫外线灯管。

先说晒太阳的利。

紫外线（主要是UVB）和身体中的一种酶配合，能使皮肤内的脱氢胆固醇转化为胆骨化醇Cholecalciferol，即**维生素D3**——人体内自然状态的维生素D。而维生素D是调节钙、磷代谢及骨骼生成的重要因素，骨钙不足会造成儿童的佝偻病，或成人的骨质软化，也是骨质疏松的主要原因之一。血钙不足会引起肌肉痉挛及心脏、神经功能障碍。

越来越多的研究指出，维生素 D 有助于预防心脏病、高血压、周边动脉疾病、抑郁症包括青少年抑郁症、糖尿病、结核病；对防止乳腺癌、前列腺癌、结肠癌也有好处。

奥地利及美国 Johns Hopkins 大学医学院联合研究报告指出：血液中维生素 D 偏低，死亡率大幅升高。

从事户外活动的人，其所需的维生素 D 可经由太阳紫外线帮助皮肤生成；室内工作者，即使借由食物补充，其维生素 D 偏低的情况仍很普遍，五十岁以上几乎半数有这问题，因此适当晒太阳有好处。就获取维生素 D 而言，晒太阳比口服补充有效得多。

此外，晒太阳还有如下的好处：

适度晒太阳可以促进血液循环，有研究指出，可刺激体内生成能扩张血管的氧化氮 NO，改善皮肤营养，使皮肤更健康，所谓"容光焕发"。试比较长期不见天日的人，皮肤苍白无光便晓得了。

晒太阳促进体内血清素 Serotonin 的合成，它是脑内重要的神经介质，使情绪愉悦，减少抑郁和焦虑。

人工紫外线灯（主要是 UVB）用来治疗一些皮肤病如牛皮癣和白斑病。

再说晒太阳的害处。

首先是**晒伤 Sunburn**——主要是由 UVB 引起的急性效应。因 UVB 波长较短，到达皮肤浅层，可使皮肤发红、紧张、疼痛、微肿，一般只伤及表皮，是为一级晒伤，红、痛可持续 24—72 小时或更久。**褐斑 Suntan**，是皮肤

146

已受伤害的标志，紫外线——主要是 UVA，因波长较长，容易深入皮肤深层，刺激生成黑色素 Melanin（不是褪黑素 Melatonin）。这是一种自我保护机制，黑色素可以吸收紫外线，防止皮肤受到更多的伤害。

进一步至二级晒伤，在表皮与真皮间有液体渗出、积聚，大的可致发疱，通常可以完全恢复，但也可能脱皮或继发感染。

一级晒伤可以用冷水冲洗，再敷以一般保护性油膏即可。冰敷虽可一时止痛，但使血管收缩而影响循环，对恢复不利，只能短时应用。二级晒伤，一般不必刺破水疱，注意保持皮肤清洁，防止感染。

严重晒伤可致**中暑**甚至**热衰竭**，引起全身症状如发热、恶心、呕吐甚至昏迷，要送医院急诊。所以不能掉以轻心，一旦有不适感觉就要转到阴凉处休息。

老化 Photoaging：长期过度日晒使皮肤变得粗糙、角质化，生出**雀斑** Freckles、**日晒斑** Sun spots、**老人斑** Senile plaque；UVA 深入皮肤深层，使胶原纤维变性、断裂，致皮肤松弛、起皱；神经末梢受损致麻木，末端血管扩张等。

痣 Nevus，Mole：是黑素细胞 Melanocytes 增生的良性肿瘤。年龄增长、青春发育、怀孕，都可以使痣增多或变大，而日晒是重要的刺激因素，也是可以预防的因素。日晒促痣的效果可能累积至几年后才出现。

痣可用雷射、冷凝、电灼，或手术切除。不要自己随便用腐蚀剂，搞得不好造成感染，甚至因过度刺激而恶化成黑素瘤，那就危险了。

皮肤恶性肿瘤：是日晒伤害的长期积累而起，以前以为主要因 UVB，现在认为 UVA 也可以。皮肤恶性肿瘤有**鳞状上皮癌**（**鳞癌**）squamous cell carcinoma、**基底细胞癌** basal cell carcinoma、及**黑素瘤** melanoma。鳞癌初起如鳞状斑块隆起，或似疣瘊增大；基底细胞癌则如闪亮浅红色斑，渐成硬壳，或溃烂久不愈合。这两种癌多出现于受日晒的部位，如脸、颈、臂、手等。皮肤白皙者多见。这两种癌恶性度都不高，如早期发现，容易治愈。黑素瘤则是危险的恶性肿瘤，常因痣恶变而成，可以发生在身体任何部位。

如果发现原来的痣变得不对称(Asymmetry)、边缘(Border)不规则、颜色(Color)混杂、直径(Diameter)大于 0.6 厘米、或任何发展或变化(Evolving)——即所谓 ABCDE 征的任一个，要高度警惕，尽快就医。

光敏性皮炎 Photodermatitis：因吃了某些光敏性食物如苋菜、菠菜、油菜、芥菜、莴苣、芦荟、柑橘，药物如磺胺、四环素类，或使用含光敏性物质的皮肤用品后，再经日晒（主要因 UVA）激活而发生，曝光部分红肿，瘙痛，起疹或疱，脱皮等。除了防护措施外，治疗常用类固醇药物。

此外，紫外线（主要 UVB）可促发白内障、电光性角膜炎、角膜白斑、翼状胬肉，又可使红斑性狼疮恶化。

这样说来，晒太阳似乎弊大于利，莫如"避之则吉"？显然不能这样认为，晒太阳对维持健康皮肤和补充维生素 D 都是必需的，而充足的维生素 D 利于维护骨骼，抵抗抑郁，防病抗癌，"延年益寿"，已如前述。

因此，晒太阳的利或弊，关键在于"适当"。如何

148

算"适当"？却没有一个硬性标准，因时、因地、因人而异。

因时：一般建议应避免中午前后（10—4 点）太阳直晒，但是否合理仍有不同意见，因为在此时段以外的 10 点前或 4 点后，太阳斜照，经大气层路程长，紫外线主要是 UVA 能穿透，使皮肤晒黑，也可能有致癌效果；而 UVB 被隔去较多，固然减少晒伤或致癌机会，可是生成维生素 D 也相应减少！因此，为获得更多 D，中午前后是最好时段。

UVB 是双面剑，如何拿捏适量？可以考虑曝晒时间。有研究指出，晒太阳超过 15—20 分钟，其生成维生素 D 的速度和其破坏速度达到动态平衡，多晒不会增加维生素 D 的生成。有建议一次不要超过 15 或 30 分钟，每周二到三次。每次以感到稍微温热为度，不要晒成红斑，因为红斑表示已有一级晒伤，反复积累也增加致癌危险。这样既可以充分合成维生素 D 及促进皮肤血液循环，又可减少过度曝晒造成皮肤伤害。

因地：随地球纬度、海拔高低而不同。纬度低，海拔高，紫外线就强。注意去海滩、滑雪、游泳时，沙、雪、水可反射紫外线高达 80%，上下夹攻，所以获得更多紫外线，但也容易晒黑或晒伤。背阴地，仍然可以得到反射和散射的紫外线。室内如太阳光经玻璃窗射入，则主要是 UVA 能透过，而 UVB 多被阻隔了，维生素 D 生成少。

因人：年轻人比老年人对紫外线的效应（不论利弊）敏感。小孩或对太阳敏感的人要特别注意防护。白人较有色人种容易受到紫外线（不管 A 或 B）的影响，因为皮肤内较缺乏黑色素，而后者可以吸收化解紫外线。

宽边帽、长袖衣服能有效地阻隔紫外线。**防晒膏** Sunscreen 的阳光防护因数 Sun Protection Factor (**SPF**) 为 15 时，主要防 UVB，固然可以防晒伤，但也大大减少维生素 D 的合成。SPF 30 或以上，或另加特殊成份，可能阻隔较多的 UVA，减少晒黑。防晒膏要在晒前开始涂搽，以后根据情况，每 1—2 小时重复一次。

为防止眼睛受紫外线影响，用塑料聚丙烯 Polypropylene 或聚碳酸酯 Polycarbonate 制的太阳眼镜，比普通玻璃制的更有效。有建议太阳镜最好不用蓝色，因透过蓝光易伤视网膜和黄斑。

有些天气预报有所谓**紫外线指数** UV Index，是指太阳紫外线到达地球该地区的强度，大致以夜里算 0，中午算 10，如果是 3 以上，表示要开始注意防护了。有时指数可以达到 10 以上，是因为当时紫外线特别强，超过当地中午时的平均强度。

骨质疏松症

"老人怕摔跤"。老人摔跤，容易发生骨折，引起很多麻烦的问题。为什么老人摔跤容易骨折呢？因为老人往往有骨质疏松症，骨头脆了。

我们先从骨头的解剖生理谈起。骨是由骨细胞Osteocytes 伸出胶原纤维构成骨架，再由矿物质（主要是钙的磷酸盐）沉积在它上面，造成骨基质 Matrix 而成。骨是活的器官组织，有新陈代谢活动，破骨细胞Osteoclasts 不断地破除旧骨，旧骨被吸收，同时有成骨细胞 Osteoblasts 生成新骨，相应地有磷酸钙盐的更新，维持动态平衡。所以，骨除了一般认知的有支持、保护和运动的功能外，也是机体储存和维持钙、磷代谢的重要器官。

骨质疏松症 Osteoporosis 是人到了一定年龄以后，破骨细胞的活动大于成骨细胞的活动，骨基质逐渐流失，造成骨头脆弱而容易骨折的一种情况。它可以毫无症状，直到发生不经意的骨折——最常是下胸椎和上腰椎的压缩性骨折，其次是髋关节的股骨颈，或腕骨、肋骨骨折，压迫神经，造成疼痛或其他症状，才引起注意。

骨质疏松的原因涉及多方面。

年龄 骨的生长，随不同年龄阶段而有所不同：十到二十岁，是骨质快速增加期，到三十岁达到顶峰（骨质峰值 Peak Bone Mass）。以后，破骨细胞的活动大于成骨细胞的活动，骨质逐渐流失，到更年期后，流失更明显。所以在三十岁以前，积累骨质峰值很重要，峰值越高，以后发生骨质疏松的机会越少。

为什么三十岁以后随年龄增加而骨质流失，原因还不完全清楚。

女性激素 Estrogen 有刺激成骨细胞，以及阻止甲状旁腺激素 PTH 对骨基质的吸收（以释出钙到血液维持生理机能）作用；男性激素 Testosterone 的作用较弱。性激素水平降低，是更年期后导致骨质疏松的一个重要原因。然而即使性激素水平不降低，也有其它原因导致骨质疏松。

钙和维生素 D 摄取不足，不仅减少了沉积于骨基质的原材料，更可导致甲状旁腺激素 PTH 增加，使钙移出而使骨质消失。因此，凡能影响钙或 D 吸收、转化、利用的情况，如胃肠、肝胆、肾疾病，都可导致骨质疏松。这也是未到老年就发生骨质疏松的一个重要原因。

适当**运动**尤其是负重活动可以增加和保持骨质，反之，长时不动如久坐办公室，会使骨质消耗，所以骨头是"不用就失 use it or lose it"。但是过度运动也会损伤骨质，不少马拉松运动员或大运动量训练者，后期发生骨质疏松，便是值得警惕的例子。

胖子比瘦子较不容易发生骨质疏松，因为胖子的体重有助于增加骨质。

吸烟会抑制成骨细胞活动；**过度饮酒**增加骨质疏松危险；软性饮料往往含磷酸盐，长期大量饮用可能影响钙的吸收和代谢。药物特别是长期使用类固醇会引起骨质疏松。一些抗胃酸分泌药、糖尿病药或抗癫痫药等也可能导致骨质疏松。

五十岁以后，尤其是停经期后妇女，应该警惕骨质疏松的可能。必要时做骨密度测定——所谓**骨矿物质密度 Bone Mineral Density (BMD)** 的双能量 X 光吸收测定（DXA），以 **T 值（T score）**记分。T 值是与同性别的 30 岁成人的骨密度作比较（与骨质峰值比）：当然 1 最

152

标准，但 T1 与 T-1.0（請注意负号"-"）范围内（如-0.5）仍为正常；T-1.0 至-2.5 为**骨质减少 Osteopenia**；T-2.5 或更低（即绝对值越高，如-2.6）为**骨质疏松 Osteoporosis**。另一种 **Z 值（Z score）**：是以相同性别、年龄、体重及同种族的人作比较，有助于医生找出原因。

有骨质疏松的人，除了要积极防治外，很重要的一点是防止摔跤引起骨折。不少人是在洗澡后穿衣服用单脚站立时摔倒，这时如果先想到靠着墙或扶着什么，也许就能避免。腰腿无力、视力不佳、平衡失调、运动障碍（如帕金森氏病）的人更要注意。

药物方面，补充**钙**和**维生素** D，增加钙沉积于骨，减少骨质流失，是多年来治疗骨质疏松症的常规。但发表于美国医学会期刊(Zhao, JG, et al, JAMA, 2017)一篇综合分析，指出补充钙和 D 对防止骨折没有关联。

除此以外，**双磷酸酯类 Bisphosphates** 常是首选，美国商品名如 Fosamax, Actonel, Boniva。这类药的作用机制是抑制破骨细胞的活动，以减少骨质被吸收。由于这类药物口服吸收不良，且可能引起食管炎及胃肠刺激，因此要在空腹时用足量水冲服，并保持上身直立姿势 30 分钟，以免逆流入食管。

有报道，长期服用双磷酸酯类，反而容易发生股骨等骨折，可能是因为抑制了破骨细胞，舊骨累积，容易破断所致。最好隔段时间作骨密度测定追踪。服用双磷酸酯类还可能引起下颌骨坏死，如要拔牙，要告诉牙医你正在服用此药。又有研究（MammoZ et al, 2016）指出，服用双磷酸酯类可能增加老年性黄斑退变的风险。

有一种治疗骨质疏松的药**雷奈酸锶 Strontium ranelate**，可以减少停经期后妇女的骨质流失，增加骨质密度；对男性患者也可能有帮助。

锶和钙同属碱土金属，锶在骨骼仅微量存在，有谓对骨质疏松症有好处。市面有保健制剂柠檬酸锶出售，但对其效果和安全性都有待更多研究。

还有刺激成骨细胞的药物，要由医师根据病人的情况选择使用。

女或男性激素类药物可能有好处，但要全面考虑其它影响，目前不作为常规使用。

维生素 K 可加强骨质密度，减少骨折风险，肉、蛋、奶类、菠菜、花椰菜，以及酸奶（含益生菌）都能提供维生素 K。**镁**和**锌**也与维持骨密度有关，肉、禽、鱼、全谷、豆类、坚果、多种蔬菜都有镁和锌。从食物中补充，是最合理的办法。

脂肪肝

友人肝功能指数偏高，超声波检查发现有脂肪肝，找我商量。

什么是脂肪肝？顾名思义，是太多的脂肪累积在肝内。医学上：肝细胞含脂肪5%以上，或肝细胞发生脂肪变性达30%以上，就可以诊断为**脂肪肝 Fatty liver**（Hepatic steatosis）。

肝是人体最复杂的化工厂，食物消化吸收后，在肝脏进一步加工，分解成各种营养素、然后输送到各器官组织利用；有害物质也在肝脏分解去毒，再经肾排出。人体好些器官组织，损坏了可以人工代替或暂时代替，但肝的复杂且微妙的生化过程，人工无法代替，只能换肝——植入他人的部分肝。

脂肪肝早期往往没有什么症状，却是可怕的隐形杀手，会逐渐伤害肝功能，导致慢性肝炎，进而导致肝硬化，甚至肝癌。

怎么知道有脂肪肝？验血查出肝功能异常，再作超声检查可诊断。必要时可以作活体组织检查 Biopsy，可以确诊并了解伤害程度及病因。

为什么会发生脂肪肝？

首先从饮食方面来考虑脂肪肝的来路。

摄取高脂肪，三酸甘油酯消耗不完，沉积于肝细胞，是重要的一条。值得注意的是，若是没有高血压、高血脂、胰岛素阻抗性糖尿病三者——即代谢症候群 Metabolic syndrome 中的最少其中一项，即使摄取多量油脂，也不容易沉积于肝细胞，而是沉积于皮下或内脏周围，变成肥胖。

血中三酸甘油酯过高，不仅可能造成脂肪肝，也促成动脉粥样硬化心血管疾病，糖尿病，诱发胰腺炎。

另一重要而容易被人忽视的是糖类，包括多糖如米、荞、薯等淀粉类，双糖如蔗糖、麦芽糖，单糖如葡萄糖、果糖。糖类消化吸收后，代谢产生能量供身体需要，但过量消耗不了，就转化成脂肪储存，若有代谢症候群或其它条件，其中一部分就贮存在肝细胞，长此以往，就成脂肪肝。

这里要特别提出果糖：果糖不像葡萄糖可以在肝、肌肉和神经等组织被代谢利用，而只能在肝内代谢，多了就转成脂肪堆积于肝内。长期饮用含果糖很高的苏打饮料（汽水）、果汁、蜂蜜，或食用大量甜水果，都会促成脂肪肝。

饮酒伤肝，因为酒精首先要在肝脏代谢分解，饮酒过量，超过肝分解能力，便会伤害肝细胞，对于已经有肝功能损害的人尤其明显。肝功能损害，对糖和脂肪的代谢分解能力下降，脂肪便容易堆积，造成脂肪肝。嗜酒引起的脂肪肝，叫"酒精性脂肪肝"，这特别在西人，是第一条。此外，酒精分解产物通过肾排泄，也对肾造成负担和伤害。所以饮酒只能少量。

治疗"三高"（高血糖、高血脂、高血压），减肥，戒烟少酒，饮食清淡，多吃蔬菜，平衡饮食，是阻断脂肪肝来路的好方法。

下面再谈谈如何加强脂肪的去路。

运动燃烧卡路里，先是消耗葡萄糖，接着消耗脂肪，所以运动是烧去脂肪，从而缓解脂肪肝的好办法。运动也是治疗糖尿病，减轻高血脂心血管疾病的必要措施。

运动要根据自己的身体情况，循序渐进，中老年人可以选择快走、慢跑、游泳、体操、太极拳、瑜伽等中低等强度的运动，每次半小时，每周至少三次，持之以恒。最好避免爬山、上下楼梯、举重，因为这类运动容易伤膝关节。

脂肪肝是既可以预防，在早期也是可以治疗的疾病。除了上述措施，医生可以根据个人的情况用药。有报道，保健品 S-腺苷甲硫氨酸 SAMe，可以阻止甚至逆转脂肪肝恶化，但还需要更多研究。若已经变成肝硬化，便不好办了，防治要趁早。

病从口入——食物的致癌成份

由于饮食不当引起的癌症，据统计，占癌症发病率的三分之一以上。

食物本身很少引起癌症，绝大多数都是由于食物烹调、腌制、加工、贮存不当，或污染所致。

2015年11月，世界卫生组织 WHO 宣布，将加工食品如火腿、腊肉、香肠、热狗等列为一级致癌物，引发食品加工业一片哗然，不过确实值得我们重视。

下面是食物中的一些可能致癌成分。

黄麹霉素 Aflatoxin

恶名昭著的致癌物质黄麹霉素，是由一种叫黄麹霉的霉菌产生，广泛存在受污染的米、麦、玉米、豆类、花生、杏仁、核桃、腰果、开心果、油菜籽、葵瓜子、棉籽、以及八角、茴香、花椒、姜类、茶叶、多种中草药材中，又可以通过污染饲料传到肉、禽、鱼。

黄麹霉素可诱发基因组突变，导致肝、胃、肠、乳腺、卵巢、肾的癌症，以及骨肉瘤。黄麹霉素与乙型肝炎病毒配合引发肝癌，是亚洲人肝癌发病率高的主因。

国际癌症研究机构 International Agency for Research on Cancer（IARC）将黄麹霉素定为第一类致癌物（Class 1 carcinogen）。

除致癌外，黄麹霉素也是很强的毒素，一次吃进大量会引起急性中毒。

附带说一句：腐烂的姜除了含有黄麹霉素外，还可以有黄樟素，也是毒物和致癌物质。

避免食物受潮、发霉，发霉食物应该清理、丢弃，是防止摄入黄麹霉素的关键。黄麹霉素在平常蒸、煮中

158

不被破坏。胡萝卜、芹菜、西芹可降低其致癌性。

很多人爱喝咖啡。咖啡遇潮生霉，会产生赭麹霉素 Ochratoxin，是第二类 B（Class 2B）致癌物，同时也是毒物，伤害肾。

多环芳烃 Polycyclicaromatic hydrocarbons (PAHs)，苯并芘 Benzopyrene

肉、禽、鱼类及任何含蛋白质的动植物食物，经高温煎、炸、烧、烤或烟熏，其中的蛋白质分解，会产生一些有害的化学物质。一类叫多环芳烃，其中十多种都有致癌作用，最著名的是苯并芘。

不论吸入、吃进、或皮肤污染苯并芘，都可以引起基因组突变，导致肺癌、胃癌、皮肤癌等。

国际癌症研究机构 IARC 把苯并芘定为 2A 类致癌物 Class 2A carcinogen，意思是："有证据显示对人类致癌，有足够证据显示对实验动物致癌"。

早在十八世纪，欧洲人就知道，扫烟囱工人容易得阴囊癌，后来查出元凶就是苯并芘。木柴烟、煤炭烟、煤焦油烟、柴油引擎排气都含有苯并芘。抽烟者吸入苯并芘是引起肺癌的原因之一。

淀粉类食物含蛋白质，烧焦也可生成苯并芘，近来研究报道，烤面包 Toast 中的苯并芘含量，远高于以前认知。

喜欢吃烧烤或过度煎炒的食物，以及烤面包或饭焦的人要注意了，偶尔为之可以，长期习惯便要冒致癌风险。进行烧烤或煎炒时，通风很重要，有些人从不抽烟，却莫名其妙地得了肺癌，经常吸入烟雾，是可能的一个原因。

即使蔬菜水果，也可因工业废气而不同程度地污染了苯并芘，因此吃前清洗很重要。

杂环胺类 Heterocyclicamines

近年来，又发现肉、禽、鱼类于高温时，其<u>肌肉</u>中的蛋白质和肌酸可分解产生另一类致癌物质：杂环胺类Heterocyclicamines，其中有 MeIQ，MeIQx，IQ，及 PhIP 等。

杂环胺可引起实验动物的基因组突变而发生多种癌症，也发现与人的胃、直肠、结肠、胰、乳腺癌有统计学的相关。

美国国家癌症研究院 National Cancer Institute 1957 年的研究，比较一组胃癌病人与无胃癌常人的饮食习惯，发现惯吃熟透（well-done）牛排的人比吃刚熟（rare）牛排的人，得胃癌的危险高三倍。

有报道（Science News, 1994 等）：肉、禽、鱼烧烤前，如果放入微波炉予热 2 到 3 分钟，可以大大减少杂环胺的致癌性。此外，加少量淀粉，或用醋、酒调制肉类后再烧烤，或添加蔬果汁，都可以减少杂环胺的产生，或降低其致基因突变毒性。

奶、旦、豆付（没有肌肉！）不含肌蛋白和肌酸，高温不产生杂环胺类。

丙烯酰胺 Acrylamide

2002 年，瑞典科学家发现，经高温处理的马铃薯片、炸薯条含高量的丙烯酰胺，它可以引起实验动物的基因组突变，引发多种腺体的癌症，并发现与人的子宫内膜癌、卵巢癌相关。烤面包 Toast 或其他高温处理过的含蛋白质的淀粉类食物也有丙烯酰胺，但水煮或微波加温不致产生。

IARC 将丙烯酰胺定为 2A 级致癌物（与苯并芘同级）。

硝酸盐 Nitrates，亚硝酸盐 Nitrites，亚硝（酸）胺 Nitrosamine

腌制火腿、香肠常加的"硝"，主要是硝酸盐，它们可以有效地抑制肉毒杆菌毒素的产生，保持肉的鲜红色；但另一方面，硝酸盐可以慢慢还原成亚硝酸盐，后者在高温、烟熏或在人体胃酸作用下，会与氨基酸结合成亚硝（酸）胺。亚硝胺可引起基因突变而导致胃、肠、胰、肝及膀胱等癌症，也是吸烟者得肺癌的可能原因之一。IARC 把亚硝酸盐列为"可能致癌"，美国环保署 EPA 则没有把它列入致癌类，但 FDA 仍然设定火腿、香肠等的硝酸盐含量高限，并须加入维生素 C 以阻止亚硝胺的生成。

鱼露、虾酱、咸旦、奶酪、啤酒、霉变食物，以及高温煎炒食物，也含有较多的亚硝酸盐或亚硝胺。

新鲜的绿叶蔬菜尤其是菠菜、生菜、西芹含有大量硝酸盐，是因为吸收自土壤和肥料，但因缺少氨基酸，而且富含维生素 C，所以形成亚硝胺少。

有趣的是：新腌渍的蔬菜，绿叶中所含的硝酸盐会大量转变为亚硝酸盐，可是一二天就大量减少，十多天后就几乎没有了。

亚硝胺可以经胎盘和乳汁传给胎、婴儿。

广东一带高发病的**鼻咽癌**，已被证实与咸鱼中的亚硝基二甲胺 N-nitrosodimethylamine 有关（还有其它多方面的因素），并且年龄越轻，吃咸鱼越多，发病率就越高。IARC 把中式咸鱼 Chinese-style salted fish 列为第一级致癌物，但不包括一般盐腌鱼 Salted fish，因为前者经过霉变，而后者没有。

上面说了不少亚硝酸的坏话。另一方面，亚硝酸盐在体内可以生成氧化氮 NO——一种重要的血管扩张物质，使血流畅通，血压下降，也与阴茎勃起有关。硝酸甘油和亚硝酸异戊酯是防治心绞痛的常用药。

食物污染

食物污染如狄奥辛 Dioxin、聚氯二苯 Polychlorinated biphenyl、甲醛（福尔马林）Formaldehyde，以及各种杀虫剂、除草剂、洗涤剂、食物防腐剂、添加剂、香料、色素等等，若含量超标，既可以是毒素，也可能致癌。这类化学物质还在不断被发明、制造，也往往被发现有害，所以有人说，工业制造越来越多的癌症，似乎不无道理。

有不少研究报道：有些塑料食盒或保鲜膜，于微波炉加热时，会释出有毒或致癌的化学物质而渗入食物中，建议最好改用陶瓷或玻璃容器。但也有很多研究否定这种说法，认为好几种塑料容器盛装食物无碍。

塑料制品往往有一个由三根弯曲箭头围成的小三角标志，其中间的数字若是 1、2，或 4、5，表示可以装载食物，5（聚丙烯）还可以用于微波炉，但 3、6、7 不能用于食物。

环境卫生、体质强弱、饮食习惯、情绪压力……都可与食物致癌因素相互影响。例如酗酒，慢性肝炎、肝硬变，或感染寄生虫华支睾，这时黄麹霉素致肝癌的作用就会大大加强。胃幽门螺菌 H. pylori 感染，引起胃酸过多，这时吃进的亚硝酸盐会加速转变为亚硝胺而诱发胃癌。又如高脂、低纤，多吃红肉，或长期缺乏维生素 A、B2、叶酸、C、D、E，或食物缺碘、硒、锌、镁、锰、钼等，影响人体的抗氧化作用、酶系活动和免疫系统，都会助成污染食物的致癌作用，并减弱人体抗癌能力。

污染食物的致癌作用与遗传因素有很大关系，目前已知很多种癌都有遗传上的基因缺陷，在致癌因素的长期作用下，基因缺陷得以表达而形成癌。

癌症是多方面因素长期作用的结果。

上面谈了很多食物污染致癌，简直要"谈癌色变"。哪我们还能吃什麽？

其实，食物或其他因素致癌，只是有此可能性，却并不容易，且是长期积累过程。致癌因素必须够强、够量、持续，"日积月累"，才能引起 DNA 受损、基因组突变而生成癌。此外人体本身有很多防癌、抗癌机制，包括分解、清除致癌物质，消灭刚生成的癌细胞（事实上，人体经常有癌细胞生成，但也不断地被消灭），就连 DNA 受到损坏，也有自身修复能力。这些机制，也是多数人不得癌的原因。

正确的饮食习惯，尽可能避免已知的致癌物质，平衡饮食，不偏食，各种食物轮流吃，不仅使食物中的致癌成份或毒素不易累积，也保证营养成份如维生素、矿物质、微量元素，以及各种抗氧化成分不致缺乏。身体免疫、抗癌能力加强，即使有遗传基因缺陷，也可能抑制其表达，使癌无法形成。

病从口"出"-抗癌食物介绍

很多食物，特别是蔬菜水果都含有各种抗癌成份。下面分别就其特有成份、以及具有抗癌作用的氨基酸和不饱和脂肪酸类、维生素、微量元素、食用纤维等加以叙述。

特有成份

蔬果含有各种抗氧化成分，能消除自由基对细胞和DNA的伤害，防止癌症以及其它多种疾病的形成。蔬果不论其颜色红橙黄绿蓝靛紫，似乎颜色越深，或越"多彩"，所含的抗氧化成份也越丰富。这是因为植物中的好些抗氧化成份，都是有颜色的。

胡萝卜素：最常听到的**胡萝卜素Carotene**，是**类胡萝卜素Carotenoids**大家族中的一员，可分 α、β、γ 或甲、乙、丙三型，其中 β 或乙型的抗癌作用最强，即一般所谓的 **β-胡萝卜素**；甲型次之。

胡萝卜素可以加强人体免疫系统，释出肿瘤坏死因子 Tumor Necrosis Factor，导致肿瘤细胞坏死，又加强自然杀手细胞 Natural Killer（NK），杀灭癌细胞；它又是强力的抗氧化剂，能消除自由基对细胞和 DNA 的伤害，防止肿瘤细胞形成。

胡萝卜素对防止肺、喉、前列腺、乳腺、子宫内膜、卵巢、结肠、皮肤的癌症都有帮助。

含胡萝卜素丰富的食物有：胡萝卜、红薯、南瓜、甜瓜、木瓜、芒果、橙、橘、桃、杏、菠菜、花椰菜、椰菜、白菜，以及奶油、蛋黄等。也有胡萝卜素保健品出售。

建议的胡萝卜素防癌剂量是 20mg/日（有建议 6mg/日），约为四根胡萝卜或二根红薯的胡萝卜素含量。由于胡萝卜素是脂溶性，用油炒吃比煮熟或生吃，吸收更好；生吃则可以保留更多的维生素 C、B 等营养成分。

β-胡萝卜素是维生素 A 的前身，两分子 β-胡萝卜素在体内转化成一分子维生素 A，但只于身体有需要时才会转换。

茄红素 Lycopene 是类胡萝卜素家族的另一员，它是强抗氧化剂，帮助消除自由基对 DNA 的伤害，防止癌症；又有助于对抗炎症及心血管疾病、糖尿病、关节炎等。

茄红素对防止肺、口腔、胃肠道、乳腺、宫颈、卵巢、前列腺癌有好处。

茄红素富含于番茄、西瓜、甜菜（Beets）以及红色的椰菜、灯笼椒、辣椒、洋葱中，也有单独的保健制剂。

茄红素有利于胡萝卜素的吸收和利用，因此，胡萝卜（或红薯）＋番茄，是很好的搭配。

类胡萝卜素家族的另外三个成员**叶黄素 Phytoxanthin**（或**植物黄体素 Lutein**）和**玉米黄素 Zeaxanthin**，以及**虾黄素 Astaxanthin**，也是强抗氧化剂，帮助对抗肝、卵巢、子宫，前列腺、结肠，及皮肤癌。它们又能保护视网膜及晶体，被视为"眼维生素"（请参见"眼保健品"章）。

多酚 Polyphenols：除了胡萝卜素大家族外，蔬果中富含的另一个大家族是多酚，其中的**类黄酮 Flavonoids**

含多种抗癌成分，如**原花青素 Proanthocyanins、白藜芦醇 Resveratol、槲皮素 Quercetin** 等等，有多方面的抗癌作用：是抗氧化剂，消除自由基对 DNA 的伤害；干扰癌细胞 DNA 转录过程，阻止癌细胞生长；诱导癌细胞凋亡 Apoptosis。

类黄酮可能抗口腔、喉、食管、胃、胰、结肠及前列腺癌。

富含类黄酮的食物有：苹果、柑橘、胡萝卜、草莓类 Berries，及十字花科植物如花椰菜、椰菜、白菜、油菜、芥兰、萝卜等。葱、蒜中的槲皮素特别丰富。

异黄酮 Isoflavones，是类黄酮中的一支，有**金雀异黄素 Genistein，大豆黄素 Daidzein**，大豆中含量特多。被认为对预防乳腺、前列腺、肺、喉、口腔、胃、胰腺及膀胱癌有好处。

辅酶 Q10（Coenzyme Q10）：是细胞能量代谢的重要一环，参与合成能量的直接供应者 ATP。它维护心肌、骨骼肌。它又是抗氧化剂，对防老、抗癌（乳腺癌等）都有作用。又能加强巨噬细胞的活动，增强免疫。

辅酶 Q10 在动物内脏心、肝、肾中含量非常丰富，其次是海鲜类，大豆、核桃、开心果、芝麻、葡萄籽、菠菜含辅酶 Q10 也不少。也有各种保健品制剂。

常用的降胆固醇药司它汀 Statins，会阻碍人体内源性辅酶 Q10 的合成，严重时造成肌肉痠痛甚至肌溶解，要注意适当补充辅酶 Q10。

葱蒜韭菜中的含硫化合物如**硫化烯丙基 Allylsulfide、异硫氰酸盐 Isothiocyanate**，能阻止亚硝胺或苯并芘的发生，对抗癌细胞生长，有利于防止胃、结肠、肝、肺、乳腺癌等。

果胶 Pectin 能吸附铅、汞，又能阻止亚硝胺的形成。

此外，全麦、蘑菇、绿茶、橄榄油，都各含有特殊成份，不仅有益于养生防老，也有助于防癌抗癌。

食物特别是植物中的抗癌成分，还在不断被发现。总之，保持均衡饮食，轮流吃，特别是多吃蔬菜水果，是取得各种抗癌成分的好办法。

氨基酸和不饱和脂肪酸

有些氨基酸对抗癌有好处。L-精氨酸 L-arginine 加强自然杀手细胞 NK 及细胞毒 T-淋巴细胞功能，花生、芝麻、坚果、肉类富含 L-精氨酸。也有 L-精氨酸保健品。

不饱和脂肪酸 ω-3 脂肪酸 ω-3 fatty acids 如鱼油的 DHA，EPA，亚麻籽的 α-亚麻酸 α-Linolenicacid（ALA），通过影响前列腺素 PGE-1 或 2 起到抗癌（肝、乳腺癌等）或保护机体健康的作用。鱼类、坚果、植物油料作物含有丰富的不饱和脂肪酸。

维生素

维生素 C 是水溶性抗氧化剂，维生素 E 是脂溶性抗氧化剂，能分别消除水溶液和脂肪中的自由基对 DNA 和细胞的伤害，从而起到抗癌以及防老、抗慢性炎症的作用。充足的维生素 D，可减少结肠、胰腺、乳腺及前列腺癌的发生。

微量元素

微量元素 Trace Elements 对于抗癌也是不可或缺的。其中最著名的是硒 Selenium。硒参与重要的抗氧化酶谷胱甘肽 Glutathione 的组成，后者帮助身体解毒；

硒加强免疫系统如天然杀手细胞 NK 活动，阻止癌细胞微转移 Micrometastasis；又刺激 DNA 修复机制；抑制癌基因表达。硒与胡萝卜素或维生素 E 配合，能对抗前列腺、胃、肝、胰、结肠、直肠、咽、喉、肺、肾、膀胱、乳腺、卵巢、皮肤等多种癌症及白血病；反之，血中硒浓度过低，容易发生各种癌症。

硒储存在肝、肾等脏器中，男人大量硒存在于睾丸和精囊，精子排出会损失硒，因此男性缺硒远比女性多。

米、麦，肉类尤其是肝、肾及海味是硒的重要来源。葱、蒜、胡萝卜、南瓜、苦瓜、芦笋、菠菜、花椰菜、蘑菇、坚果类含硒也很丰富。特别是巴西坚果 Brazil nuts，小小一粒就可以满足一日需要，吃太多甚至发生硒中毒。

锌在 DNA 合成中起重要作用；又加强免疫系统，对抗前列腺癌及多种传染病。海味特别是牡蛎、红肉、全谷、大豆、葵瓜子、葱、蒜是锌的重要来源。

锗，铬，镁等都可通过影响代谢、免疫各方面，保护机体免受致癌因素的侵害。

微量元素对人体生理机能和抗癌都很重要，一般都能在平衡饮食中得到，应该尽量从食物摄取。也可用保健制剂补充，但注意不要过量，以免中毒。

食用纤维

食用纤维 Dietary Fiber 包括不溶性纤维和可溶性纤维。不溶性纤维如纤维素 Cellulose，是构成植物骨架或果实皮壳的多糖类，不溶于水，不被消化，但可刺激排便，减少毒物及致癌物在大肠内停留的时间。可溶性纤维含于米麦及果肉中，包括果胶 Pectin、糊精

Dextrin 等，溶于水后变成凝胶 Gel，可增大体积，跟不溶性纤维一样刺激大肠运动，促进排便；凝胶又能保护结肠粘膜，减少有害物质的吸收；可溶性纤维一部分在结肠内被细菌酵解，生成短链脂肪酸，提供结肠内益生菌的食物；短链脂肪酸吸收入血後又能刺激白细胞、淋巴细胞、细胞因子 Cytokines 及抗体生成，增强免疫机能。

植物性食物如全谷、豆类、坚果、蔬果都含有很多食用纤维，建议的日需量是 25 克，可是很多人都摄取不够（参见"食用纤维"章）。

睡眠与梦

人一生有三分之一的时间在睡眠。

一夜睡眠可以观察到 4 到 6 个生理和脑电波的周期变化，每个周期又有几个不同的时相特征：

第一时相 N1：自醒觉进入睡眠，意识和反应渐渐减弱，但仍可能有肌肉或肢体的跳动；脑电波由快到慢。N1 只有几分钟。

第二时相 N2：睡眠开始，意识和反应基本消失，但肌张力仍然保持。

第三时相 N3（有再分为 3 和 4 的）：处于熟睡状态，肌张力减弱，但可以有抽动；体温降至正常的低限，心跳、呼吸变慢，血压降低，肾血流及肾小球滤过率以及钠、钾、氯、钙排泄减少，尿生成也相应减少。此时能量消耗降至最低，并恢复储能（重新合成能提供即时能量的 ATP）和恢复体力。此一时相因脑电波特别慢，又叫**慢波睡眠期** Slow-Wave Sleep 或 SWS。N3 约持续 30 多分钟。

以上三时相总的叫做**非眼快动相** Non-Rapid Eye Movement phase，简称 NREM。这时眼球静止不动或缓慢浮动，脑的各种神经活动及交感神经活动均降低，但脑的有些区域仍然保持醒觉，对某些刺激特别敏感——例如母亲对婴儿的哭声；对外环境的较强刺激仍可反应而被唤醒。

第四时相 R，也叫**眼快动相** Rapid Eye Movement，简称 **REM**。这时眼球作快速移动，全身各项生理活动处在活跃状态，心跳、呼吸、代谢、体温都加强或升高，并快速波动，氧耗量甚至高于清醒时，脑电波有如醒觉时的活跃，常由此导致醒觉。醒觉前交感活动加强及心率和血压的突然升高，可能突发心、脑血管疾病。奇怪的是这时很难被叫醒，而且多数肌肉失去张力 Atonia，即使梦境强烈也无法动作，这可能有保护意义。

一个睡眠周期从 N1-N2-N3-N2-R，约 80～110 分钟。一夜睡眠可以有几个周期。一个周期内，各时相可来回重复。开始的周期，N3 即慢波睡眠期较长，以後的周期，眼快动相 R 延长。周而复始，通常是由 R 至醒觉。

睡眠时有一系列的生理变化，除了前述脑神经活动，及代谢、体温、循环、呼吸及泌尿变化外，还有：

• **生长激素 Growth hormone** 于慢波睡眠期 N3（入睡一个多小时後）释出至高峰，随后渐渐下降，至下一周期的 N3 再升高。一夜有几次 N3，便有几次升高。生长激素的释出，与身体长高及肌肉累积有关，所以熟睡（N3）很重要。

• **褪黑素 Melatonin** 于睡之初上升，配合启动睡眠，随後下降。

• **肾上腺皮质激素皮质醇 Cortisol** 睡时下降，随后渐升，至清晨最高。

这些变化，与某些疾病的发作、缓解、治疗都有关系。

睡眠对恢复体力、合成代谢、生长发育、伤口愈合、免疫功能，以及记忆加工、思维、情绪活动都是必要的。REM 与 NREM 各有功能，任何原因影响睡眠的任一时相，都会影响睡眠品质。以脑电图 EEG 或综合睡眠仪 Polysomnography 监测，在睡眠的不同时相把人叫醒，可以观察到睡眠剥夺对人的影响。

"人生苦短"，可是睡眠几乎占了三分之一，因此古往今来，都有人想缩短睡眠时间，甚至怀疑睡眠是否必要。但是所有不睡或少睡的尝试或试验都失败了。不睡固然不行，少睡连续几天也受不了，是所谓欠了"睡债"Sleep debt，必须补回，就像借的债必须偿还一样。

一天要睡多少才合适？美国国家睡眠基金会认为，成人是7—9小时。有认为老人可以少睡，并不正确。婴幼儿要增加睡眠时间，新生儿可以睡到18小时。

美国癌症学会所作一百一十万人调查显示，每天睡7小时的人死亡率最低，睡眠多于8.5小时或少于4.5（女的3.5）小时，死亡率增加15%；轻度甚至中度失眠影响不大，反而常用安眠药会增加死亡率。

澳洲悉尼大学研究(2015)显示：每天睡眠超过9小时，加上久坐，特别是再缺少运动，早死率明显提高。

梦，可以发生在 N3 慢波睡眠期 SWS，醒后多不记得；但80%以上的梦发生在眼快动相 REM，梦境生动清晰，醒后往往记得梦中情景。眼快动相以及其间发生的梦，对于记忆的加工、编码、从暂时记忆转换为永久记忆，以及清除无用信息都是必需的。

心理学大师**弗洛伊德 S. Freud** 关于梦的解释，一百多年来不断受到挑战、修正和补充。他认为梦是醒觉时被压抑的潜意识或愿望，在睡眠时的表达或满足，分析片断的梦境，有可能追踪到原始潜意识或愿望。

梦境可以是不同时空回忆的组合。梦境较多的有：关于学校生活、追逐、飞升、高处跌落、车祸、已逝的人；梦境的负面感觉如抑郁、悲哀、愤怒比正面快乐的感觉多，因此恶梦多于美梦；青少年的梦境常为性，儿童梦常为动物或奇幻；梦境的随机组合和变异可能产生新思维，例如化学家梦见四个黑姑娘围着一个俊男跳舞而悟出碳原子四价；或梦见一条蛇咬自己的尾巴而悟出苯环结构。

一些梦可能与疾病有关：病的微弱刺激，在梦中被放大、扭曲而表现出来，例如被人追逐的梦境，可能是心动过速的紧促感所致。中医在这方面也有一些说法，如愤怒梦境可能暗示肝病（中医理论的肝，其功能包括情绪或自律神经活动），悲戚梦境可能肺有问题等，不过都需要更多的研究。

睡眠异常 Parasonia 的表现，在慢波睡眠期 SWS 有尿床、梦游（多见于小孩）、或梦呓、磨牙、梦中性行为、梦恐怖 Night terrors（梦中做出伤害性动作）等。在眼快动相的睡眠异常可以有梦魇 Nightmare——噩梦突然惊醒；最可怕的是"眼快动相行为混乱"REM Behavior Disorder (RBD)：随梦境作出激烈动作，可造成自伤或伤人，这种情况较多发生于五六十岁的男性，可能伴有神经退行性病变如帕金森病、老人失智症、或服用抗抑郁药的人。

有人抱怨梦太多："一夜都做恶梦"，要不要治疗？一般来说，由于眼快动相 REM 做梦伴有交感神经兴奋、代谢、体温升高，及心跳加快、血压升高、呼吸变动等耗能活动，若醒来精神疲累，可以当作失眠处理；有报道某些抗抑郁药，可以减少梦，但可能有副作用。若只是梦境断续，醒来不觉得有什么不舒服，可以不必管它。

失眠

失眠 Insomnia 的原因多种多样。精神方面最常见的如焦虑、思考过度、紧张或精神压力 Stress、忿怒、兴奋等，常导致难入睡；抑郁则常致早醒。

身体病痛如受伤、手术、关节痛、鼻敏感症、胃酸倒流、睡眠性呼吸中断 Sleep apnea、腿动症 Restless legs syndrome、神经精神疾病，也可致难入睡，或早醒后难再睡。

内分泌如雌激素 Estrogen 水平低下或激烈变动，是女性绝经期及经期失眠的主要原因；甲状腺机能亢进，服用类固醇激素，也可以导致失眠。

烟、茶、咖啡及多种药物可以影响睡眠；酒类可先引起昏睡，随后导致兴奋失眠。

睡眠环境如吵闹、冷热、光暗和色调、被褥枕头、陌生环境，以及日节律（生物钟，或睡眠/醒觉周期）改变如工作换班、飞行时差 Jet lag，都可影响睡眠。

对于失眠，除了有器质性病变需要治疗，或明显的原因需要去除外，重要的是行为治疗，或所谓**认知行为治疗 Cognitive Behavior Therapy**（CBT）。认知行为治疗有专业人员辅导，内容包括各个方面。例如：

养成良好睡眠习惯，上床只为睡觉，不做工作或看电视、划手机等。定时入睡和起床，养成睡眠节律。周末也是一样，周末玩过头或睡懒觉会打乱平时养成的睡眠节律。

入睡是由兴奋转入抑制的过程，睡前避免精神刺激、兴奋、激动，尤其避免过度用脑。尽可能让精神松弛、平静；或做祈祷、默想。

睡前不要做激烈运动，但可做缓和的活动，如散步、太极拳、气功、或瑜伽等。不要强迫自己睡眠，一时睡不着，不要紧张，让它自然，自然本身就是松弛，大量实践和实验证明，有时少睡二、三个小时，其影响是很有限的。对失眠的焦虑更会加重失眠。

一旦胡思乱想，即主动加以制止；或转移至较平淡、无趣的想法，如简单计数；或阅读枯燥无味的书至倦怠；或听轻音乐，跟着哼，等等。

用小仪器发出平淡单调而有节律的声响，例如下雨淅沥声，可帮助诱导睡眠。

上班如果要调闹钟，调好后，不要再看，因为中间醒了看闹钟，会造成焦虑或紧张。安心睡，到时被闹醒就是了。

避免刺激性饮料或食物，避免容易引起胀气的食物如豆、薯、玉米、葱、蒜。晚饭不要吃得太饱。

睡前喝一杯热牛奶，或温水沐浴，或热水泡脚，或双脚脚背和脚底互搓一阵，往往容易入睡，不妨试试。

行为治疗比药物治疗效果好且持久，无副作用，是治疗失眠的首选，但需要的是信心、训练、和坚持。

药物可以作为辅助。常用的镇静-安眠药如苯二氮平类 Benzodiazepines，及非苯二氮平类 Non-benzodiazepines，可以加强脑内抑制性神经介质的作用，减少焦虑，松弛肌肉，帮助入眠和睡得较长时间，后者作用较平和，副作用小。另一类是抗抑郁药 Antidepressants，对早醒后难入睡的病人有好处。这些药都有一定的副作用，如醒后疲累，或口干，视力模糊；久服可引起耐受性（效渐减），依附性（突然停药会导致失眠反弹甚至其它严重后果）；有些抗抑郁药如

Prozac 可能引起消极或自杀念头。这些药都需要医师处方并在医师指导下服用。

褪黑素 Melatonin 是人体自身的激素，与日节律（生物钟）有关，对于因日节律改变而导致的失眠如换夜班、飞行时差等往往有效。但作为一般安眠药，有人觉得有效，有人不起作用，因为各人失眠原因不同。它对失眠的治疗效果及副作用都还有待更多研究。

也有不需要处方的安眠药，常用的如各种抗组织胺药：苯海拉明 Benadryl、抗感明 Pheniramine 等。这些药会引起瞌睡，影响开车和机器操作，这些情况不能服用。

牛奶、乳酪、鸡蛋、鱼、虾、蜂蜜、坚果、香蕉等富含色氨酸 Tryptophan，吸收後变成血清素 Serotonin（5-羟色胺，5-HT），有助睡眠。麦片、葡萄、樱桃含褪黑素；豆类、粗粮、绿叶蔬菜、鸡蛋、牛奶等富含维生素 B 族特别是烟酸、B6（吡哆醇）、叶酸，都有助于安定神经；镁、钾帮助肌肉松弛，也对睡眠有好处。

中医称失眠为"不寐"，比较常见的虚热性失眠可试试"枣仁安神丸"。针灸有一定的效果，常用的穴位如神门、内关、三阴交、足三里，或耳针穴位神门。但失眠有各种原因，最好请中医辨证论治。中医药治疗失眠效果一般没有西药快速，但因为是调整人体阴阳虚实，可能有治本的长期效果。

坚持运动，不仅增强体质，也改善身心平衡，可能从根本上解决失眠问题。我有一友人，小时绰号"神经"，小学五年级开始失眠，辗转睡不着，哭，父亲是医生，也没有好办法。后来他积极运动，常常打球到很晚才回家吃饭而被母亲抱怨。但没多久，他失眠消失了。几十年来他继续坚持运动，睡眠一直没问题，现在已是八十多岁老翁，还可以坐着睡午觉半小时。他反笑他人：现在是你神经还是我神经？

有氧运动

什么是**有氧运动**Aerobic Exercise？一般说的"有氧运动"，是特指在空气流通、氧气充足的情况下，作中低强度较规律的重复动作，并持续数十分钟的运动。

为了说明这问题，有必要先了解有关生物化学的几个概念。

肌肉的任何短时、快速活动，如投掷、挥腿、急走、举重、跳高、跳远，甚至跑100米，所需要的即时能量，不是由三大营养物质糖类、脂肪、蛋白质的氧化代谢产生，而是由一种叫做三磷酸腺苷ATP的储能物质，即时分解提供；接着由磷酸肌酸分解成肌酸，产生能量补回ATP；而肌酸则由葡萄糖在没有氧的情况下分解成乳酸（这个过程叫糖酵解Glycolysis），产生部分能量，迅速恢复成磷酸肌酸储能备用。这些过程都不需要氧气，叫做无氧代谢，而这类短促、强力的运动是无氧运动Anaerobic Exercise。

但无氧运动只能持续几十秒钟，接着必须由营养物质如葡萄糖、脂肪的氧化代谢（叫做有氧代谢）来产生能量，转给ATP来维持。ATP是肌肉收缩的直接能源，其它方式产生的能量，最终都要转给ATP。运动继续消耗能量，有氧代谢也持续产能供应，达到一个平衡，这时的运动就叫"有氧运动"。

有氧运动的种类很多，如持续快走、慢跑、跳绳、健身操、太极拳、游泳、骑自行车、不太激烈的爬山或打球等。有氧运动往往涉及主要的大肌群如腰、腿、臂肌。

有氧运动中，也会夹杂无氧运动，如重复动作中偶发的较用力的动作。

除了增强肌力、强固骨骼，有氧运动还有什么好处？

有氧运动能充分氧化葡萄糖，1 克分子葡萄糖的有氧代谢可以产生 38 个 ATP，而无氧酵解只能产生 2 个 ATP。有氧运动又能使脂肪转化成葡萄糖供分解，从而消耗脂肪，是减肥的好办法；也是降低血脂、减少心血管疾病的良方。

有氧运动的耗氧量是安静时的 8 倍。耗氧量增加，必须加强呼吸和循环以保证，长期训练将使呼吸及心血管系统的结构和机能增强，提高应变能力。

有氧运动也可使红细胞和血红蛋白增加，加强运氧机能。

有氧运动涉及到的肌肉、呼吸、循环、代谢等机能增强，需要神经系统的整合，长期训练可加强神经系统的整合和应激能力。

有研究（Joann Manson, 2017）指出：有氧运动于加强心脏健康、减少心血管意外的同时，也增强了脑的认知功能。又有研究认为可以愉悦情绪，减少抑郁。

有氧运动刺激免疫机能，提升抗病能力，抵抗慢性炎症，减少"三高"，延缓衰老。

为了获得有氧运动的最好效果，建议每次运动半小时，每周至少三次。有研究表明，健行 6,000 步（约半小时），效果不比 10,000 步差。也有研究指出，每次 10 分钟，一天三、四次，也同样有效。有氧运动不要三日打渔，四日晒网，持之以恒最重要。

有氧运动应该做到什么程度？它的合适强度可以用一个简单的方法来估计：

170－年龄＝每分钟心跳次数。

例如 60 岁的人，心率可增至 110 次。各人可根据自己的情况适当调整。也有其它测量方法。

进行有氧运动应从简单开始，逐步增加强度和时间，每次运动前有暖身，後有缓收。有"三高"或肝肾疾病，或正在服用某些药物的人，要取得医生的指导。要配合健康的饮食习惯，最好是平衡饮食。

有氧运动动作简单，不必特别技巧，无需特殊设备，几乎人人可以做，是很适合中老年人的健身运动。

当然，中老年人也可以根据自己的体力情况，适当地做一些比有氧运动更激烈的运动。

颈肩痛　肩周炎　颈椎病

你弯腰打电脑，或低头划手机，一天下来，会不会感到颈肩以至手臂都酸麻痛？睡了一觉，好了，但工作一阵又痛起来，…疼痛越来越频密，终至整天都痛，酸痛沉重，麻木僵硬，肩关节活动受到限制。阴天、受凉、感冒、劳累更可能引起急性发作，大大地影响生活和工作。

这是所谓"**颈肩肌纤维织炎**"Neck and shoulder muscle fibrositis，或"**颈肩肌筋膜炎**"Neck and shoulder myofascitits，有人戏称之为"电脑症候群"，是 IT 时代的流行病。

长时低头弯腰，停在一个固定姿势，肌肉保持紧张，血液循环不好，局部乳酸和代谢产物堆积，令肌肉筋膜受伤、变性，产生无菌性炎症，水肿、疼痛。这时采取防治措施，情况还是可逆的；但迁延日久，发生组织粘连、纤维化，局部形成瘢痕，到了这个地步，就难于完全恢复了。

检查可见，肩上方的斜方肌及肩胛内缘肌肉紧张如板块，或有索条，多处明显压痛点。X 线检查往往没有特殊体征。

另一常见的颈肩痛是**肩周炎** Periarthritis of the shoulder，也叫凝肩 Frozen shoulder 或粘连性关节囊炎 Adhesive capsulitis，是肩关节囊及相关软组织的慢性无菌性炎症。

肩周炎也叫五十肩，当然是指五十岁左右的人容易得了。早上起来，一个肩膀痛了，慢慢活动後好一些，但还是有限，洗脸、梳头、穿衣都有困难，上、下、前、后、旋转各个方向运动受限制。日复一日，疼痛逐渐加重，甚至一动就引起剧烈痛，以致整个上臂不敢动，所以叫凝肩，对生活造成很大困扰。疼痛可向头颈及臂肘扩散，常因劳累、受寒、天气变化而诱发。日轻夜重，是肩周炎的特点。大约半年以后，疼痛可以有所减轻，但活动范围可能越来越小。

为什么会发生肩周炎？

岁月渐增，肩关节囊也像身体其它器官组织，渐渐发生退行性变。加上长期过度活动，或因牵拉、扭转，造成小伤逐渐累积，形成肩周慢性炎症。此外，也有因颈椎病、慢性心肺等疾病反射刺激，引起长期肌痉挛缺血，导致慢性炎症所致。慢性炎症进而发生组织粘连，纤维化，瘢痕，活动更加受限，肩和手臂肌肉也因少用而逐渐萎缩。

还好肩周炎是一种自愈性疾病，经过半年一年活动、训练和各种治疗后多可逐渐缓解，直至完全康复。但反复发作，造成粘连、瘢痕，便不好办了。

肩周炎多发生于单侧，约有12%可以双侧发生。

糖尿病人发生肩周炎的风险高2—4倍，心脏病、帕金森病、甲状腺亢进或低下，发生肩周炎的机会也较多。

其实肩周炎只是一个笼统的病名，医生诊断还可以分得更仔细。

要注意区分**肩袖伤**——肩袖 Rotator cuff 是指包绕支持肩关节的四条肌腱，因年老退行性变，加上平时过度伸展、上举、或摔物，导致撕裂受伤，常见于60岁后的老人。与肩周炎的各方运动都受限制不同，肩袖伤主要是上举致痛和受限。它不是自愈性疾病，会继续恶化，所以要积极治疗。

其它要鉴别的如习惯性脱臼（青、中年较多）、骨关节炎、类风湿、感染，以至肿瘤等，因为治疗方法不同，早期诊断很重要，以免贻误病情。

颈椎病 Cervical spondylosis 是另一个引起颈肩痛的病。颈椎结构复杂，包括骨、关节、肌、腱、神经、血管，而颈椎活动量大且频繁，容易受伤。因涉及部位不同，可以引起颈、肩、头、上肢、下肢，甚至内脏方面的症状。

常见的颈椎病如**颈椎骨刺** Cervical bone spurs 或颈椎骨关节炎 Cervical osteoarthritis。这是颈椎骨关节随年龄老化而发生的退行性变，由于长期磨损，引起关节边缘结缔组织增生，瘢痕形成，随后钙质沉着，变成骨质，就是所谓骨刺。另一种是**颈椎间盘突出** Cervical intervertebral disc herniation，则因椎间盘退化，髓核向脊髓腔移位，压迫邻近神经。

骨刺因其生长部位不同，若不刺激或压迫周围组织，可以毫无症状而长期"和平共存"。若压迫到肌肉或神经，在过劳、天气变化等情况下，发生炎症水肿，便会引起麻木、酸胀、或疼痛。骨刺或椎间盘突出，使椎间孔的神经根受压最多见。上部颈椎引起头颈痛，下部颈椎，如常见的第六颈椎骨刺，引起肩颈及上肢痛。更麻烦的情况，骨刺或颈椎间盘突出压迫到供脑的血管，特别是椎动脉，可发生眩晕、头痛，视、听障碍，说话不清，步态不稳，尤其于昂头时；若压迫到脊髓，可致四肢麻木、疼痛，肌紧张但无力，走路不稳易摔倒；严重的更可能造成瘫痪。

对于各种颈肩痛，防胜于治。

防止颈肩肌纤维织炎，首先要避免肩颈长时间处于不正常的姿势，如低头、弯腰、扭颈。工作每半到一小时，要活动几分钟，帮助血液循环。枕头不要太高、太硬，侧睡和仰卧时调整枕头高度，使头颈不要过度弯曲。不要让肩颈部受风寒，风寒令局部血循环减弱，代谢废物容易堆积。

肩周炎和颈椎病是老年性退行性变，因此一如其它延缓衰老措施，要调整生活方式，保持精神乐观，平衡饮食，多摄取蔬果，坚持适合自己体能的运动，包括肩颈部运动，有氧运动。全身状况好了，颈肩部的退行性变也就缓慢了。

已经伤了怎么办？治疗不外乎两个原则：急性期止痛消炎退肿，慢性期，除了各种医疗措施外，要适当多做活动，防止粘连和肌萎缩。

止痛消炎药如**布洛芬** Ibuprofen（商品名 Advil）等非固醇类抗炎药 NSAID 不仅止痛，也能消肿和减轻（无菌性）炎症，效果快，往往一两天就能止痛，是不错的选择。记得痛止後继续服一或两天，以防复发。但有肾或心功能不好的人不能用。可以服用**醋胺酚**（退热净）Acetaminophen（商品名 Tylenol），此药也跟布洛芬一样，不需要处方便可以买到，但服用过量会伤肝，甚至中毒送急诊。美国食物与药品管理局 FDA 设定，醋胺酚每次最大剂量为 650 毫克，每天不超过 5 次。这些止痛药对胃有刺激，所以要饭后服用。

类固醇 Steroids 加麻醉药局部注射，能很快消肿止痛，维持半年或更久，可是因为对组织有伤害，一年内最多可以注射两次或三次。

若痛肿严重，可以考虑短时冷敷，帮助止痛。但冷敷过久会影响循环，不利恢复。缓解後可以改用热敷，或淋浴时用温热水冲肩颈至微红，促进血液循环。

针灸、按摩、红外线、理疗有不错的效果 。

很多人都喜欢用药油或药膏局部涂擦或敷贴，要注意局部用药也会被吸收入体内，过量会中毒。

有人喜欢用偏方，请注意偏方可能有的副作用和毒性，尤其较长时间服用。

慢性期，循序渐进多作活动很重要，活动方式多种多样，被动运动如按摩、推拿；主动运动如肩臂作前後、上下挥动和旋转，或钟摆运动。或设计如双手爬壁，耸肩扩胸等。有人设计了各种运动套装，其原理不外乎是要肩部朝各个方向运动，各人可以根据自己的情况选择。注意运动不要过动，不要造成疼痛，以免造成新的撕裂伤。每天运动几次，持之以恒，效果会逐渐显现的。若已经发生严重的粘连疤痕，就要请医生另外想办法了，包括手术治疗。

若因肩外因素，或颈椎的其它病变，当然要治其原病才能解决肩周问题。

下腰痛（一）

下腰痛 Lower back pain, Lumbago 不是一个病，而是症状，很多病都可以引起下腰痛。

腰部有五块腰椎，下接由四块骶椎融合成的骶骨，骶骨两边是髂骨；各椎骨间有椎间盘，两旁有小关节，椎间和小关节周有韧带；还有腹背肌肉和筋膜附着在腰、骶、髂骨上，其间走行神经和血管；沿脊椎有强健的肌肉和肌腱。腰背既能负重，又能活动。这些椎骨、椎间盘、小关节、韧带、肌、腱、筋膜，以及神经血管，任何一处损伤或病变，都可以引起下腰痛。

容易引起下腰痛的因素有：年龄老化发生的退行性变；长期姿势不良；剧烈运动或劳动造成损伤；长期负重如肥胖、怀孕，学童背包过重（美国骨科学会建议，背包重量不应超过学童体重的 20%）；以及外伤、感染、先天畸形及遗传因素等。

以下列举出常见的下腰痛病变，有下腰痛的人，不妨自行做个初步检查和鉴别。

腰肌扭伤和劳损 Lumbar muscle sprains and strains 腰肌扭伤常因过度弯腰、抬重物、突然起立、姿势不正做大动作，导致腰肌、腱、韧带、筋膜过度牵扯或微小撕裂，发生急性疼痛。患者可能无法站立或弯腰，行动困难。局部有明显压痛或轻微肿胀、肌紧张，疼痛主要在腰部，少数可放散到臀部或大腿，一般不会超过膝腘。医生根据压痛点的深浅，轻重，及屈膝弯腿等检查，往往可以鉴别损伤的部位。

腰肌劳损可因急性腰肌扭伤迁延不愈，或长期弯腰、姿势不正引起。腰痛反复发生，常因劳累或天气骤变引发。检查可见腰背肌肉紧张、压痛，面积广泛，但于某些骨嵴或突起的肌腱附着处更明显。腰肌劳损一般不涉及神经，无麻木感，少有放散痛。

骶髂关节损伤Sacroiliac joint disease, 常因抬重物姿势不当，或突然扭转腰骶所致。发生在青中年尤其妇女居多。常为一侧骶髂关节的大面积疼痛和压痛，可以放散到腿部，似椎间盘脱出或坐骨神经痛的症状。坐、立容易痛，躺卧或行走可缓解。因主要是肌肉韧带撕裂，X光检查常无发现。

椎间盘突出 Intervertebral disc herniation：椎间盘是脊椎间的软骨盘，以薄层软骨连接上下椎体，使脊柱稳固、缓冲，又能活动。椎间盘的的外圈是纤维软骨环，其后外侧部分较薄弱；中央为胶冻状的髓核。椎间盘和椎体前后有韧带加固。

长期、过度的劳动或活动，使椎间盘磨损，后部纤维环及后纵韧带本来就比较薄弱，常因突然的力量如举重物、猛力扭转而破裂，导致髓核移向後外，依其程度可分为膨出 bulging、突出 protruded，和脱出 extruded，一般就统称突出 Herniation。突出的髓核刺激周围组织，引发炎症水肿，压迫神经。常发生于颈椎（请参见上一章）或腰椎。腰椎间盘突出致坐骨神经痛（见下），疼痛可以很剧烈。多发生在青壮年。

椎间盘突出多为一侧，可见患者腰椎侧弯，棘突旁有深压痛；仰卧时直腿抬高可使疼痛加剧；膝腱反射和跟腱反射往往减弱。X线检查有助确诊。

椎间盘突出引起的疼痛常为自限性，炎症渐渐消失，脱出的髓核逐渐萎缩或被腰椎运动移除。病程一般不会超过六周。

椎间盘突出若没有压迫到神经根或引起炎症，可以没有症状。

坐骨神经痛 Sciatic neuralgia, Sciatica 坐骨神经是全身最大的神经。它自腰4至骶3脊髓发出的脊神经组成，经坐骨大孔、臀深部，至大腿后部，下降至（膝）腘窝分成二支，分布于小腿及足部。

坐骨神经痛只是一个症状，很多原因都可以引起坐骨神经痛，椎间盘突出是其中一个；此外，在神经通路上如肿瘤，神经根管狭窄，骨关节退行性变（例如骨刺）造成的任何伤害和挤压，或神经干本身的间质性炎症等都可引起。疼痛多为单侧，持续，一般为钝痛，但可以剧烈发作，自腰、臀放散到大腿后部、小腿外侧及足背，腿足可以比腰背更痛，坐、卧、行动都受影响。患者往往靠在床边，弯腰，健侧腿站立，患侧腿屈膝抵在床上，前足下垂。久坐久站容易痛，走动或变换姿势可能缓解。若因椎间盘突出引起，持续几天至一两个月可恢复。若其它原因致长期不愈，可导致肌萎缩。

脊椎的**骨关节炎** Osteoarthritis 于老年人很常见，多是脊椎或其两侧的关节突关节 Zygapophyseal joints（或 facet joints）的骨和软骨发生退行性变引起的慢性炎症。软骨变薄变脆，骨端变形，生出骨刺，刺激周围软组织引发炎症、肿胀、和疼痛；如压迫到神经，可引起麻木或皮肤感觉异常。常因过劳、负重、慢性磨损；也与内分泌变化及年龄有关。疼痛于晨起及傍晚较重，轻度活动使关节滑液流畅，疼痛可减轻。激烈运动可突发加重。局部肌紧张、压痛，弯腰困难。後期可以导致坐骨神经痛。

骨关节炎不限于脊椎，也常见于四肢关节。

脊髓狭窄 Spinal stenosis 于老年人多见。多在下腰，由于脊椎骨、关节、韧带退行性变，如骨关节炎骨刺或椎骨前移 Spondylolisthesis 使得脊椎腔变窄，压迫神经引起腰背、臀部疼痛和麻木，可放射到大腿，像坐骨神经痛。时轻时重，特点是无法久站或走路，坐下後很快缓解。

压缩性骨折 Compression Fracture 常见于老年骨质疏松症，或长期使用类固醇治疗的病人，可因小事故如喷嚏或大笑突然发生。多发生在下胸-上腰椎（T11-L1）。很多都只是椎体前端塌陷，造成驼背（脊柱後凸 Kyphosis）、使人变矮，而不影响神经。若是椎体前后端压扁或碎裂，则可以压迫神经，引起疼痛、麻木、压痛和肌紧张，致无法站立或行动，躺下会好些。症状时好时坏。骨折可以发生多次。

下腰痛（二）

其它较少见的情况有：

梨状肌症群 Pyriformis syndrome 梨状肌在臀深部坐骨大孔内，是协助大腿外旋和伸展的肌肉，突然起立或大腿过度活动时容易损伤，臀后部可摸到索条状肌紧张及压痛。由于其下有坐骨神经，也可以引起坐骨神经痛。

尾椎痛 Coccydynia 也叫尾骨痛，常因跌倒时臀部尾骨着地引起，或妇女分娩时受伤。坐位或起立时痛，便秘也可导致疼痛。

僵直性脊椎炎 Ankylosing spondylitis 多发于青壮年，男多于女。脊椎关节及其周围软组织发生慢性炎症，增生，使脊椎关节僵硬，或生骨刺。先在下腰，可以向下或向上蔓延。主要症状为"晨僵"——早上醒来下腰痛、僵硬，活动后好转，时好时坏，如超过二月，应作进一步检查，以排除其它疾病。此病与免疫失调有关，可以同时有其它关节炎，虹膜炎等。也与遗传有关。

肿瘤，转移癌 引起的下腰痛，多是缓慢发生，逐渐加重，疼痛难于缓解。转移癌可发现原发病灶。下腰痛持续两个月以上不见好转，应该引起警惕。

腹腔脏器如肾、胰疾病 引起的反射性下腰痛，一般不难作出鉴别诊断。

各种腰背痛，通过病史和一般检查多可作出诊断。X

光、CT 扫描、MRI（磁共振）等可以进一步追查病因和伤害程度。

治疗方面，首先考虑止痛。各种原因的下腰痛除了有相应的肌、骨等组织病变外，常同时有局部小出血、肿胀等无菌性炎症现象，而这些往往是引起疼痛或使疼痛加剧的原因。止痛首先是缓解这种无菌性炎症（请参见前"颈肩痛……"章）。

醋氨酚（退热净）Acetaminophen（商用名 Tylenol），布洛芬 Ibuprofen（商用名 Advil 或 Motrin），Naproxen（商用名 Aleve）等便是在消炎、退肿、止痛等方面起作用，促进损伤的软组织愈合，却不能改变骨或关节已有的损坏。注意醋氨酚过量会伤肝甚至中毒；后二者属于非类固醇消炎药 NSAID，过量会伤心血管和肾，有心血管疾病或肾功能不好者不要用。这些药往往对胃肠刺激，最好在饭后服用；有胃肠疾病者慎用。

进一步可以考虑用可的松类固醇 Corticosteroids 药物加麻醉药局部（例如脊髓硬膜外腔）注射，尤其于急重病例或久治不愈的慢性病例，效果不错，可维持数月或更久。可是因为会伤组织，一年内最多注射二或三次。要由专业医师执行。

物理治疗，脊椎专科 Chiropractics 治疗也是常用的方法。

中医药方面，不论急性或慢性下腰痛，针灸、按摩推拿及止痛消肿活血化瘀药，往往有好的效果。

对于急性腰肌扭伤，检查如果没有明显的骨关节等伤害，可以试试以下手法：用手指尖掐压手背第四、五掌骨间隙，即穴位"中渚"稍上的一个敏感点，压对时病人会感到很痛。于掐压该点同时，嘱患者缓慢运动腰部（旋转、左右前后倾斜），持续几分钟，可能有意想不到的效果。为了巩固疗效，可以接着服些止痛消肿或活血化瘀药。

不论急慢性下腰痛，可以试试自己作局部按摩：取一个网球或坚实的玻璃罐放在床上，人躺下，痛处压在球或罐上，腰背部适当移动按摩，每次约20分钟，每天一、二次，持续1—2周。可以先擦些伤湿止痛油膏之类。当然也可以用电动按摩器。

中医很注重慢性下腰痛发病中的风、寒、湿因素，病变部位血瘀情况，以及病人肾虚的体质。因此祛除风寒湿，活血化瘀，以及补肾壮阳，是中医辨证论治考虑的问题，各人具体情况，要请教中医师。

如果各种方法效果都不彰，有明显小腿麻木和肌肉萎缩现象，CT扫描或磁共振等影像显示有严重的阻塞或压迫，可以考虑手术治疗。微创手术是一个选择。

有下腰痛能否运动？急性期当然要休息。但是在慢性期或缓解期，要适当运动，以促进循环，加强肌力，防止纤维粘连。自己可以摸索运动的姿势或方式，哪一种最能缓解疼痛。运动量要适量，以不引起或增加疼痛为度，随时调节。持之以恒，往往有好的效果。

下腰痛若持续两个月不见好转，建议作进一步检查，以明确诊断，排除肿瘤等恶性疾病。

高山病

去青藏高原、尼泊尔、秘鲁、厄瓜多尔旅游，或到高山地区露营，会遇到寒冷、干燥、辐射强、气压低等问题，其中最重要的是由于低气压缺氧引起的高山病 Altitude sickness。

高山病是由于自海拔低的地方过快地升到海拔高的地方，吸入的氧气不能满足需要，身体不能适应所造成的机能混乱状态。

海平面的大气压定为一个大气压 atm，相当于 101 千帕 kPa，或 760 毫米汞柱 mm Hg。大气压随海拔升高而降低，氧虽然仍占 21%，但分子数减少，所谓空气稀薄了。短时间里登高至 2000 米（6600 呎），气压为 0.75 atm，相当于海平面大气压的 75%，少数人开始有高山反应，即所谓高山病 Altitude sickness 或 Acute mountain sickness（AMS），会感到轻度头痛头晕、心跳气短，乏力，无食欲，多在 2—12 小时发生，两天後渐渐适应；但多数人可以耐受 2500 米（8000 呎）0.70 atm 而无症状。至 3000 米（10000 呎）以上，大气压低于 0.65atm，四人中可能有三人会有程度不同的上述反应。

登上 3000 米以上，不少人在睡眠中会出现一种周期性的呼吸：呼吸由浅入深至很深，再逐渐变浅至停止，暂停约 10—20 秒，这时可能表现烦躁或惊醒；停一会儿後，又开始浅-深-浅-停。如此周而复始，每一周期约 1 至 2 分钟，就像涨潮退潮，因此叫潮式呼吸，或陈-施氏呼吸 Cheyne-Stoke's Respiration。陈-施氏呼吸于心血管重症或药物中毒病人往往是危象，但也可见于正常新生儿或老年人，平常人在高海拔地出现并不算异常。

高山症症状较重的，可有头痛眩晕、恶心呕吐、呼吸急促、心脏悸动、肢端肿胀、行为淡漠、以及行动不协调--所谓共济失调 Ataxia。到 4000 米（13000 呎，0.57atm）或更高，严重的可发生高山肺水肿 High-Altitude Pulmonary Edema (HAPE)，出现胸闷、气喘，或持续咳嗽、泡沫痰，发热，唇、指青紫，最后呼吸衰竭。若在安静时仍然感到气喘，很可能有肺水肿，要提高警惕。另一严重的反应是高山脑水肿 High-Altitude Cerebral Edema (HACE)，表现嗜睡、剧烈头痛、视觉障碍、恶心呕吐、大小便失禁、共济失调，迷惘或行为怪异，意识渐失。

一个简单的测验：令受试者脚尖对脚跟走一段直线，若不行，表明已有共济失调，须处理或转移至低处。

肺水肿和脑水肿若不紧急处理，数小时内可能导致死亡，须立即转移至较低海拔处进行急救。

3000 至 5500 米（约 10000—18000 呎）是高山病常发的高度。

得不得高山病，除了取决于高度外，还在于升高速度和停留时间，升高速度比高度更重要。又与各人遗传的敏感性及对高原的适应性有关。与性别、年龄无大关系（有说 50 岁以后较不敏感），但年轻人更易发生，因为行为活泼多动，耗氧多。睡眠时因呼吸减弱，也易出现症状。此外，睡眠不好、饮水不足、喝酒、服用安眠药都会促成高山病。

有人到 2000 米便开始有反应，3000 多米便得肺水肿或脑水肿，而有些人到 4000 米（13000 呎，0.57atm）以上仍然行动自如。平素身体健康，即便是奥林匹克运动员，一样可以得高山病，而目前还没有简单的方法可以预测谁是敏感者。

轻度高山症可能经过几个小时或两三天内自动缓解，若持续或加重，应作处理。转移至低处是最有效的措施，往往降 300 米（1000 呎）便会好转。停留两三天至症状消失，表明已能适应 acclimation，可以重新登高。

防治高山反应，可以用简易的氧气罐。氧气罐应有质量保证。我有一友人买了氧气罐，同行一团友是位化学家，做了一个简单的试验：点了一支火柴，吹熄，马上用氧气罐对准一吹，若是氧气，火星应该重燃，而火星竟被吹灭了！这不是笑话，值得关注。

较严重的高山病，除了转移低处外，也可以考虑适当的药物治疗。

药物布洛芬（Ibuprofen）或退热净（醋氨酚 Acetaminophen）可以减轻症状，此药不需要处方且便宜，不妨随身带上，这两种药基本上是安全的，注意不要过量。不要服镇静剂或安眠药，以免抑制呼吸。

醋氮酰胺 Acetazolamide（Diamox）是利尿去水肿药，能使人更快地适应高山反应，减轻头痛、眩晕、疲倦、恶心等症状，并减少毛细血管渗出所致水肿。作用机理未明，可能因减轻肺、脑水肿，或因促进肾排出碳酸盐而使血液酸化，刺激呼吸加快，从而加强通气机能。常用于预防和治疗高山病，一般于出发前一两天开始服，125 或 250 毫克，每天两次，登顶後继续服三天。若仍不能控制症状，应采取其它措施或尽快下山。醋氮酰胺利尿可导致血钾低，可以补充蔬菜（连汤）、水果（香蕉、橙），医生也可能给你开钾补充剂，但不服醋氮酰胺时也要停服钾制剂，以免造成钾中毒。醋氮酰胺的副作用有多尿、口干、指趾刺痛，偶有视力模糊、头重脚轻。若副作用持续并且出现头痛、嗜睡、恶心呕吐、耳鸣、失听，心律不整等，应即请教医生。对磺胺过敏的人应避免服用醋氮酰胺。

其它用于防治高山病的药如类固醇 Dexamethasone：可减轻（脑）水肿，消除大部分症状，Nifedipine（Procardia，降血压药）可减轻肺水肿。这些都应在医护人员指导下服用。

有条件的可以给氧，或高压氧治疗，或特殊的气泵给氧装置 Gamow bag。

预防高山病，如果是登山活动，可以分阶段渐进，如到 2500 米（8000 呎）时先休息一两天，然后每上升 300—500 米（1000—1600 呎）休息一天，以逐步适应高山气压。若感到有症状，不要继续升高，可考虑退下，或白天爬高，睡眠时退回下一站，所谓"爬高、睡低"，是登山客的常规。

如果必须飞往高海拔地区，这时不可能逐步适应，能做的预防措施是：吃轻餐，多淀粉少油脂；避免烟酒；适当补充水份，保持小便通畅、清澈或微黄；尽可能减少活动。但白天躺下睡觉不是好办法，因为睡眠时呼吸减弱，会加重症状。

有一研究说登高前 6 小时开始，每 6 小时服一片布洛芬 Ibuprofen 可能有效。银杏 Gingko biloba 或其提取物也可能有效。要不要准备防治高山病的药如醋氮酰胺 Diamox 或类固醇 Dexamethasone？可请教你的家庭医生。对当地广告兜售的成药或草药要小心，除非你了解它的性能和副作用。

如果有哮喘、慢性阻塞性肺病（COPD）、贫血、心脏病、睡眠呼吸中断症等，应先请教医生。

高山病是可以预防和治疗的。应该充分认识高山病的可能危险后果，一旦感到症状，便要采取措施；若症状不改善或继续加重，应该下山，绝对不要以为可以忍受，勉强继续升高。也不要睡在高海拔处等待你的同伴，睡眠时呼吸减慢，会加重症状。

祝你有一个愉快的高山之旅！

空气污染

空气污染是个严重的问题。为讨论方便，下面分别谈大气污染和室内空气污染。

大气污染

空气中的污染物很多，其中有些直接影响人的健康，引起呼吸和心血管疾病。1952 年 12 月 5 日，英国伦敦发生毒雾事件，造成至少 4000 人死亡，数百万人受影响，交通瘫痪多日。2013 年，世界卫生组织 WHO 指出：空气污染是主要的环境致癌物。世界银行报告表明，空气污染导致的过早死亡人数，平均每天 1000 人。2012 年联合国环境规划署公布的资料，每年有 70 万人死于因臭氧导致的呼吸系统疾病，近 200 万的过早死亡病例与颗粒物污染有关。

大气污染的主要原因有：因燃烧、排放、蒸发等人为或自然因素，产生各种可吸入颗粒物及气态污染物，以及温室效应，酸雨，臭氧层破坏，气候影响。

美 国 环 保 局 Environmental Protection Agency (EPA) 为监测空气污染程度，制订了空气质量指数 Air Quality Index（AQI），表示空气的清洁或污染程度，以及相应的对健康的影响——吸入几小时或几天後可能导致的健康效应。监测五种主要的污染物：可吸入颗粒物 —— 悬 浮 颗 粒 Airborne particles 或 颗 粒 物 Particulate Matter（PM）、气态污染物包括地面臭氧 O_3、二氧化氮 NO_2、二氧化硫 SO_2、一氧化碳 CO，并制定每种污染的标准。其中悬浮颗粒及臭氧尤其重要。

空气质量指数 AQI 从 0 到 500，数字越高，表示污染越严重，越不利于健康。设定 100 以下为良好，101-300 为轻、中、重度污染，不同程度地影响健康，301 以上为严重污染至危险程度。分级用数字和颜色表示。

美国空氣品質指數顏色分級：

0-15	好	绿色
51-100	中等	黄色
101-150	不适于敏感人群	橙色
151-200	不健康	红色
201-300	非常不健康	紫色
301-500	危险	枣红色

美国环保署主导的 AIRNow 网站，展示全美各地动态空气质量指数图、臭氧指数图、PM2.5 指数图，可供随时查阅。

各国的分级和标示有所不同，中国参考美国标准。

以下是五种**主要污染物**的简介：

颗粒物 PM 是固态或液态的微小颗粒，又分为**细颗粒 PM2.5** 及**粗颗粒 PM10**，前者指直径等于或小于 2.5 微米（μm）、后者指 2.6—10 微米的固体或液体颗粒物（试比较：红细胞直径 7.8 微米，细菌 1 或数微米，病毒 0.1 微米以下）。颗粒物可以是碳、氧化硫、氧化氮类、氨，也可以是吸附了细菌孢子、多环芳烃 PAHs 致癌物、或铅、镉、砷等的颗粒，是"烟雾 Smog"或"雾霾 Haze"的主要成分之一。被吸入后，粗颗粒 PM10 能沉积于气管、支气管，细颗粒 PM2.5 能进入肺泡和血流，从而引起各种呼吸和心血管疾病，或因吸入颗粒中的毒物

199

致中毒，或致癌、致畸型。PM2.5 在空气中飘浮时间长，距离远，危害比 PM10 更大。

颗粒物又影响成云降雨过程，间接影响气候变化和生态。

为保障人民健康，世界卫生组织于 2005 年制订了关于 PM 的准则值，PM2.5 为 10 微克／立方米（μg/m3），PM10 为 20 微克／立方米，但有过渡期，从 PM2.5 为 35 微克／立方米、PM10 为 70 微克／立方米，分三阶段逐渐下调，各国据此制定自己的标准。

美国于 2012 年制定 PM2.5 的年平均值为 12，24 小时平均值为 35。台湾 2012 年制定的标准分别为 15 和 35。中国大陆于 2016 年制定的也是 15 和 35，但有些城市和工矿区的实际数值远高于此。

PM2.5 主要来自机动车、发电厂、工厂的排放，山火、煤、柴、垃圾燃烧、以及近海的盐分蒸发等；PM10 包括尘埃、花粉、工厂粉碎或研磨产生的灰尘。

减少空气污染的根本措施是减少和控制污染来源，如制定机动车、工厂、工程机械、电器、取暖设备的排污标准，限制木材、垃圾燃烧，调配交通如减少使用私人汽车，避免汽油洒出，拧紧汽车汽油盖，或油漆罐、溶剂罐以防挥发。大面积植林，可以阻挡和吸收空气污染物。

个人防护方面，如空调、空气清净器、雾化器、负离子产生器等，在小范围内有一定的效果。雾霾天气关闭门窗，避免外出，特别是老幼及呼吸和心血管病患者，也算是无可奈何的措施吧。

臭氧 Ozone（O_3）是氧 O_2 的同素异构体，常温下为具有特殊气味的微蓝色气体，有强烈的刺激性，是强氧化剂。

大气中的臭氧主要分布在平流层下部，离地表 20 公里上下的臭氧层 Ozone layer。该处的氧分子 O_2 因高能量的紫外线辐射，分解为氧原子 O，再與另一氧分子結合，生成臭氧。臭氧层将太阳辐射的紫外线阻挡了 97% 以上，从而保护了地球上的生命包括人类，被誉为"有益臭氧 Good ozone"。火星就没有臭氧层。含氯、氟的碳氢化合物冷冻剂、电脑除尘剂等挥发物，上升至大气层会破坏臭氧层，造成空洞，幸而自 1987 年蒙特利协议限制或禁止生产后，空洞已渐缩小。

近地面也有臭氧，主要因机动车，及发电厂、化工厂、冶炼厂等排放的氮氧化物 NO_x，与挥发性有机物 Volatile organic compounds（VOCS），如汽油等石油碳氢类、油漆、化学溶剂挥发物，经阳光作用生成，是"烟雾 Smog"或"雾霾 Haze"的主要成分之一。天气炎热，化学反应加快，臭氧增加，尤其影响户外工作者和运动员。

地面臭氧濃度增加，可引起鼻粘膜水肿、咽喉刺激，诱发或加重上呼吸道炎症、哮喘、肺气肿，眼睛灼热，视力模糊，頭痛，胸痛，思维能力下降；还可能影响血氧运输，甲状腺机能受损，胎儿发育缺陷等。老人、小孩及有慢性呼吸道疾病如哮喘的病人尤其敏感。

过量臭氧阻碍植物的光合作用，增加虫害，减少收成；又不利于某些植物如大豆类生长；影响森林和野生动物；危害生态环境。

臭氧是强氧化剂，令橡胶、塑料硬化脆裂。

相对于大气臭氧层为有益臭氧，地表臭氧也被称作"有害臭氧 Bad ozone"。

除了政府有关部门负责监控臭氧，我们每个人都可以做一些事情来减少臭氧污染，如节省用电，多用公共交通、共乘、单车、走路，合并行程，减少汽车空转，合理使用油漆、挥发性化合物、杀虫剂、清洁剂、试剂，避免过量或倾洒。炎热天气，尤其于下午三四点后，避免户外活动，以减少臭氧伤害。

二氧化氮 Nitrogen dioxide（NO$_2$）是高反应性氧化氮族 nitrogen oxides (NOx) 的一员，其余包括一氧化氮、亚硝酸、硝酸，通常以 NO$_2$ 作为这一族对空气污染的指标。

NO$_2$ 是有强烈刺激气味的红棕色气体，易溶于水，生成硝酸和一氧化氮 NO。

NO$_2$ 刺激呼吸道引起炎症，急性中毒引起肺水肿，但由于二氧化氮过于刺激，容易引起警觉，反而使得严重中毒事故较少发生。低剂量长期吸入可加重哮喘、支气管炎、肺气肿。有研究（圣地亚哥加州大学，2005）指出，与婴儿猝死症有关。

二氧化氮附着在细颗粒上，是 PM2.5 的一种。

二氧化氮主要由燃烧过程生成，在高温下，空气中的氮与氧结合产生二氧化氮。最重要的 NO$_2$ 排放源是机动车、火力发电厂、冶炼厂、建筑工地、农业机器。所以公路、铁路、机场、工厂附近的二氧化氮排放明显高于其它地区。

二氧化硫 Sulfur dioxide（SO$_2$）是无色气体，有强烈的刺激性气味。空气中的二氧化硫溶於水形成亚硫酸

H_2SO_3（酸雨的主要成分），进一步氧化生成硫酸，二者都可以吸附于空气中的细颗粒 PM2.5，形成亚硫酸盐和硫酸盐颗粒，可引起呼吸系统的疾病，刺激皮肤和眼睛，严重时可以发生急性中毒甚至死亡。慢性中毒可导致肺气肿，破坏酶活性从而影响代谢，使免疫力下降。

发电厂以及许多工厂都会产生二氧化硫。由于煤和石油通常都含有硫化合物，燃烧时会生成二氧化硫。

火山爆发时会喷出大量二氧化硫。

另一方面，二氧化硫有杀虫、杀菌作用，有时被用于蔬果保鲜、醃渍蔬菜、肉类和肉製品（如香腸）及酿酒的防腐。

一氧化碳 Carbon monoxide（CO）是無色、無臭、無味的气体，比空气略輕，难溶于水。

一氧化碳是碳不完全燃烧的产物。它比氧更容易与血红蛋白结合，形成碳氧血红蛋白，但很难再分离，令血红蛋白失去携带氧的功能，使组织尤其是心、脑缺氧，造成一氧化碳中毒，即一般所谓煤气中毒。急性中毒出现头痛、头晕、恶心、呕吐、乏力，呼吸变慢，心肌缺血可能发生心绞痛，或出现脉弱，最后衰竭致死。口唇、指甲樱桃红色，是一氧化碳中毒的特征。

长期暴露于低浓度一氧化碳，会不会有影响？有认为只要脱离一氧化碳环境，就不会造成伤害。但越来越多的研究表明，会导致心脏和神经系统受损，孕妇胎儿也可能受影响。

美国卫生部门以碳氧血红蛋白 COHb 不超过 2%作为依据，制定了健康人、老人和儿童及呼吸道疾病如哮喘病人，以及工人劳动接触一氧化碳时间长短的限值标准。各国根据自己情况，都有相关规定。

机动车，工厂尤其是冶金、化工废气排放，是大气一氧化碳的主要来源。家用煤气也含有一氧化碳。

室内空气污染

城市人口，大部分时间都生活在室内，除了受大气污染影响外，室内还可以有特定的污染原，其中一类为**悬浮颗粒**：尘埃、动物毛屑、尘螨、霉菌、花粉等；另一类为**挥发气体**，如柴火、煤气、及炒菜烟雾、油漆、清洁剂、驱虫剂等挥发性有机物 VOCs，以及新旧建筑或装饰材料（可能含石棉、铅、甲醛等）、电器、空调尤其是老旧空调、宠物，老鼠、蟑螂等散发的气体。几种污染物可以同时存在。

室内空气污染，除了可以引起呼吸道和心血管方面的疾病外，重要的一点是诱发过敏性疾病，如过敏性鼻炎、哮喘、荨麻疹等。尘螨是强过敏原。

室内摆放的**花卉**，有些会吸收甲醛、CO 等有毒气体，如君子兰、吊兰、芦荟、仙人掌，但其效果尚待更多证明；有些则会散发毒气，如郁金香、夜来香、月季、百合、水仙、圣诞红，长期吸入会造成不适。此外，多数植物在夜间停止光合作用，却因自身代谢吸氧而排放 CO_2。所以，夜间不要在室内摆放植物。花盆水湿也容易滋生细菌或霉菌。

还有一个不大被人注意的是，地里发散出的放射性氡 Rn。**氡氣 Radon（Rn）**是放射性镭蜕变的产物，存在于铀矿、岩石和土壤，逸散到空气中后，常吸附于细颗粒物 PM2.5。氡具有放射性，被吸入肺可致肺癌，是造成肺癌的第二大原因，约占肺癌发病率的 10%，被國際癌症研究機構 IARC 列为第一類致癌物。

室内外的土壤和空气都可以有氡，然而除非近矿区，室外氡一般不构成健康威胁；室内如果通风不良，地板有裂缝，逸出地下氡气，较易集中，但超标的情况也不多见。若有怀疑，可花点钱请有关方面作测定。

总的说来，室内通风情况，以及温度、湿度，都会影响空气污染程度。

保持室内清洁以减少污染原；通风很重要，使污染物不至于累积；更换含石棉、铅、甲醛的老旧建筑材料；检查阁楼、地下室干燥不漏水，处理受潮地毯；节省使用清洁剂等挥发性有机物；定期清理空调、雾化器。

使用空调、抽风机、风扇、空气净化器、雾化器、负离子产生器等，在小范围内有一定的效果。

日常生活中的污染

铅中毒

大气中的铅污染，主要来自开矿、金属加工、精炼厂，焊接，回收加工，铅-酸电池，以及含铅汽油和航空用油。大气中的铅可造成水土污染，进而影响动植物和人类。

家庭中的铅污染来自旧式铅水管，含铅油漆、陶瓷釉、颜料、家具用品、玩具。美国海关曾多次查禁铅污染玩具，或铅污染陶瓷釉容器的进口食物。

幼儿喜欢咬或吞异物，如含铅玩具或剥落的含铅漆片，是重要的铅中毒原因。

铅被吸入人体后，随血液循环到全身，主要分布于脑、肝、肾，并长期沉积于骨和牙齿，影响神经、肾、心血管、免疫、生殖和生长。

铅中毒症状包括腹痛、便秘、恶心，精神神经症状如抑郁、健忘、激动。发育中的婴幼儿神经系统最敏感，美国疾病防治中心 CDC 资料表明：即使血铅浓度低至 10 微克/升，仍然可以导致儿童低智商以及学习和行为困难；若高至 70 微克/升，将发生腹绞痛、癫痫、昏睡，以至死亡。铅中毒造成的脑伤害，被认为是不可逆转的。

长期吸入低浓度铅，成人会增加高血压、心血管或肾疾病，贫血以及癌症风险；孕妇可能造成流产、早产、死产，以及胎儿发育缺陷。

美国自 1980 年代禁用含铅汽油，以及管制含铅产品后，大气中的铅减少了 98%，铅中毒病例也大幅减少。但仍然有些国家使用含铅汽油、含铅油漆等。联合国多年来一直大力推动消除铅污染计划。

汞中毒

汞 Mercury，俗称水银，常温下为银色闪亮的流体金属，可以蒸发至空气中，成无色无臭但有毒的汞蒸气。汞的化合物，无机的如氧化汞、氯化汞、硫化汞（朱砂），以及有机的甲基汞 Methyl mercury 等，都是剧毒物。

矿场可能有汞蒸汽，煤和石化燃料、树木都自然含汞，跟其它含汞废物（如电池、电子产品）一样，燃烧时释出汞蒸气至空气中，其中火力发电厂燃煤散发的汞占很大比例。空气中的汞随雨降落，继而污染水源、土壤，影响生态环境，损害人体健康。

海水污染的汞被微生物转变为毒性很强的甲基汞，被鱼及贝类吃进，再被大鱼吞食，累积于鱼体内，可以达到很高的浓度。被人食用，可能使人中毒。每当海产有污染时，渔产当局往往发出警告。

吸入高浓度汞蒸气、反复吃进或接触汞化物，都会引起急性或慢性汞中毒，导致脑、神经、心、肝、肾损害，出现头痛、感觉异常、视听障碍、口齿不清、失眠、情绪不稳、肌无力、行动困难、震颤等；尤其影响胎幼儿，伤害发育中的神经系统，影响以后的智力；严重的急性中毒可导致肾或呼吸衰竭而死亡。但偶尔吞进的金属汞，会被排出体外而几乎不被吸收。

人们常接触的日光灯、水银温度计、水银血压计，损坏後如处理不当，会造成很麻烦的汞污染。

温度计或日光灯破裂，要立即把它（包括碎片）放入封闭的塑料袋内，处理时最好戴上一次性胶手套。滴出地面的水银，要用滴管吸出，连滴管放入塑料袋或一次性容器内。水银很重，其比重为 13.6，几乎为铁（比重 7.8) 的两倍, 容易泻入微小孔隙, 所谓水银泻地, 无孔不入, 所以不容易清理。**千万不要用扫帚或吸尘器清理污染处, 以免造成扩散或留存, 继续散发汞蒸气。** 污染衣物, 清理污染的用具, 包括所有汞的污染物, 即使放入塑料袋也不能随便扔进垃圾筒, 要请示环境卫生部门, 按规定处理。小孩或其他人员, 尽快疏散到室外。污染区加强通风, 使汞蒸气排出室外。

媒体报道 (2016 年 9 月 7 日): 美国赌城 Las Vegas 某一中学发现汞污染情况, 1200 多师生职工全部留置, 逐一接受检查, 动用了四部汞探测仪, 17 小时後最后一人才获准离开。

含汞产品可能用于医药 (如皮肤消毒剂红汞或汞溴红), 或牙科、美容、保鲜, 以及某些含朱砂 (硫化汞) 或轻粉 (氯化亚汞) 的中成药, 已渐少用或禁用。

补牙用的汞齐 (俗称银粉) 是汞合金, 一般认为不会释出元素汞。美国食物药品管理局 FDA 认为是安全的, 刻意除去反而会因高温挥发被吸入肺; 但不建议 6 岁以下儿童或孕哺妇女使用。有报告指出可能造成脱发、失眠, 甚至影响智力。北欧的瑞典、挪威禁用汞齐。各国都有牙医主张改用树脂类。

石棉

石棉 Asbestos 是纤维状的硅 (矽) 酸盐矿物质, 有好几种。石棉白色、柔软、光滑、坚韧, 有隔热、隔音、绝缘、耐磨、抗腐蚀等特性, 因此曾被广泛用于建筑、机械、汽车、电器、工作或生活用品中。

石棉的危害在于其微小的纤维飞散到空气中, 被人吸入後, 沉积于肺, 引起炎症, 进而纤维化, 即所谓 "硅肺 Silicosis", 是严重的疾病, 可引发肺癌; 又可引起间皮瘤 Mesothelioma——胸膜或腹膜的一种恶性度很高的肿瘤，即便几天的暴露便可能埋下病因，其潜伏期可达 10 至 40 年（美国职业安全及卫生署 OSHA 资料）；此外还可能引发喉癌、卵巢癌等。联合国國際癌症研究組織 IARC 宣佈石棉是第一類致癌物。

日常生活的石棉污染，主要担心是老旧建筑（在美国，1970 年以前的建筑）含石棉的材料，如波纹瓦、隔热板等，当其废损剥落时，散发出石棉纤维，可以长期飘浮于空气中，并远播它处。拆迁、修复工人容易短时吸入大量石棉纤维。

美国在 1971 年限制石棉使用，1992 年全面禁止石棉生产和使用（特殊需要除外），但仍然有进口建材含石棉的报道。

甲醛

甲醛 Formaldehyde，为无色有特殊刺激臭的气体，比空气稍重（相对密度 1.067）。

甲醛的 40%（容积比）水溶液，称为 100%**福尔马林** **Formalin**，其不同浓度的稀释液用于杀菌消毒和病理组织固定。

高浓度甲醛蒸气会刺激眼、鼻、咽喉、皮肤，致流泪、刺痛，或皮肤过敏。这种情况多发生在医疗机构。甲醛吸收入身体後被迅速分解，脱离环境後不会蓄积。

工业上，甲醛用于生产树脂 Resin，后者广泛用于各种建筑材料，如胶合板、纤维板、隔热材料，以及家具等。甲醛树脂会缓慢释放甲醛至空气中，这是造成室内空气甲醛污染的主要来源。此外如油漆、粘合剂、杀虫剂、消毒剂等也可能含有甲醛。

空气中甲醛即使浓度不高，長期接觸也可引起慢性呼吸道疾病；孕妇可能增加流产风险。又可能与鼻咽癌、结肠癌、脑瘤、白血病等有关，联合国国际癌症研究机构 IARC 将甲醛定为致癌物。

避免室内空气污染甲醛，清除室内含甲醛的建筑材料是根本的办法。近年来，多国政府都有相关规定。良好通风可以减少甲醛气体的积聚。

特氟龙及各种锅

特氟龙 TEFLON 是 Polytetrafluoroethylene (PTFE) 聚四氟乙烯的商品名，是一种高分子聚合物，光滑不粘，极耐腐蚀，用来涂在金属锅表面，号称**不沾锅**。

特氟龙能耐热至 260C（500F），其后便开始变质，释出有毒气体。水煮达不到这种温度，但煎、炒、炸会达到 300C 以上；把锅予热也很容易达到过高温度。试比较：油脂在 200C 左右会被破坏并冒烟释出有害物质；肉到 220C 会烧焦并生成致癌物，都是应该避免的。

吸入特氟龙蒸气会有流感样的症状，据美国食物药品管理局 FDA 的一份研究，其毒性比食用油高温释出的气体毒性要低。

特氟龙气体不致癌，吃入其掉落碎片也不会致癌或中毒，因为特氟龙化学性不活泼。但特氟龙加工过程残留的全氟辛酸铵 PFOA 可能有致癌作用，国际癌症研究机构 IARC 把 PFOA 列入 2B 类——"有可能致癌"。然而不少其它机构对此有保留，而且残留即使有，也微不足道。

特氟龙不沾锅避免空锅过热或过度煎炒，应该是安全的。

世界卫生组织 WHO 推荐**铁锅**。有人担心铁锅生锈，可能对人体有害。其实铁锈是铁的氧化物，不仅无毒，还能防治缺铁性贫血。几年前，丹麦（？）有一医生到非洲一农村，发现很多当地人有缺铁性贫血，但买不起治疗用的药，于是他铸造了许多约一指长的小铁鱼，分发给村人，教他们煮菜时把小铁鱼在锅里涮几下，果然当地贫血盛行率大减。

有人说老人不需要太多铁，可是铁锅上能脱落下来的那一点铁，远达不到"太多"的程度。

不锈钢锅、铸铁锅也是经得起考验的选择。

广告上新式锅层出不穷，究竟哪一种经过科学验证？会不会也释出毒物？就不知道了。

铝锅能不能用？由于铝化学性活泼，多年来一直有人担心，可能伤害神经或其它脏器。1970年代加拿大学者发现，老人失智症Alzheimer's disease患者脑组织的铝高于平常，更引起大争论，但至今仍然不能证明两者有关，也没有证据表明铝对健康有害。事实上，多种含铝药物的铝含量远比可能来自铝锅的铝多。美国FDA对铝摄取没有设定上限。

双酚A

双酚A（Bisphenol A, BPA），用于合成聚碳酸酯和环氧树脂，以及塑料增塑剂、抗氧化剂等，有可能残留于各种塑料中。环氧树脂用于罐头内涂层。

双酚A对健康有负面影响：动物实验表明双酚A有类似雌激素的作用，促使雌性动物早熟，雄性动物精子减少，前列腺增生；或增加卵巢癌、前列腺癌、白血病的风险，但对人的影响仍缺乏足够证据。美国食物药品管理局FDA对其可能影响婴幼儿脑和行为表示关切。中国研究人员发现暴露于双酚A环境5年以上的男性工人，有勃起功能障碍及射精困难。

211

美国 2009 年禁止婴儿奶瓶及食品和饮料容器使用含双酚 A 制品,其后多国跟进。

塑料制品

各色各样的塑料制品,充斥着人类生活的各个领域,既给人们带来很多方便,也产生了许多新的问题,包括对生态和健康的影响,其中一个人们常关心的是,哪些塑料制品可以接触食物?

塑料制品往往有一个小小的回收标志:由三支弯曲的箭头围成的小三角形,中间一个号码,代表该塑料材质,有时在三角形下更有几个英文字母,是该材质的缩写。号码 1、2,及 4、5 表示该塑料可以接触食物或饮料。

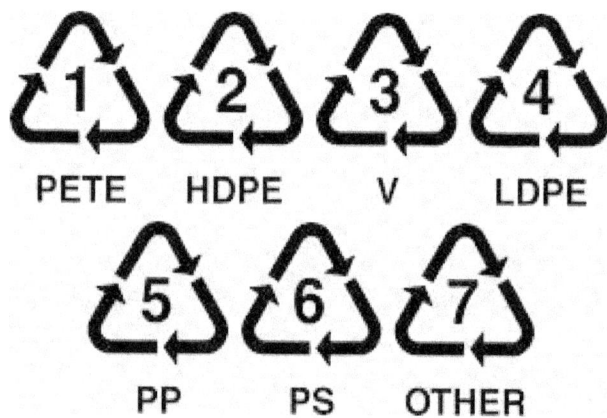

其中 1(PET)最常制作饮料瓶、酱料罐;2(HDPE)常用于不透明的牛奶、药品、清洁用品的瓶、桶或包装;4(LDPE)制作保鲜膜、塑料袋;5(聚丙烯 PP)用于饮料瓶或食合,可以进微波炉。但除了 5 外,应避免高温或微波炉。

3(聚氯乙烯 PVC)制玩具、商品瓶。

6（聚苯乙烯 PS）俗称**保丽龙** Polystyrene，常作成泡沫塑料食合，但用于高温或微波炉或盛酸、碱食物，会释出毒物苯乙烯，长期接触可能引起头痛、抑郁、疲乏，或影响生育等；国际癌症研究机构 IARC 定之为可能致癌。更由于其质轻易飘，造成海洋污染难于清理，美国有些城市如纽约、三藩市等已禁用或限用。

7 其它类，如聚碳酸酯 PC，曾大量用于食品容器，现在只宜工业用途；环氧树脂 Epoxyresin 广泛用于工业，也用于食品罐头内涂层。

3、7 可能含双酚 A 或其它毒物。

塑料容器应避免高温、日晒；不要反复使用或用老旧塑料容器；注意婴幼儿用品不要有双酚 A；减少食用罐头食品——所有这些都是减少塑料毒物污染的措施。

多用玻璃、陶瓷、不锈钢容器，特别是用于高温场合。

负离子有益健康吗？

近年来常见到关于负离子发生器的广告，说负离子有益健康。负离子是什么？它对健康真的有好处吗？

我们去到森林、瀑布、海边，或在大雷雨後，会感到空气清新，精神爽快，其中一个重要理由，便是空气中含有较多负离子。

这里所谓**负离子 Negative ions**，是指空气中带负电，即带有多馀电子的分子或原子，最重要的如负氧离子。

负离子从哪儿来？外太空来的各种射线、太阳紫外线，以及雷雨、急速流动的气流或水流，都可以冲击空气发生电离，产生负离子。家里的淋浴就是一个简单的负离子发生器。

负离子可以附着在微尘、烟雾、花粉、孢子、细菌上，使之聚集沉降在地上，令空气清新。

空气中的负离子浓度，已被世界卫生组织及多国政府采纳为空气品质的一个指标。

森林、瀑布、海边，每立方厘米空气的负离子数可达过万，农村几千，郊区或公园几百，市区一二百，室内只有几十甚至0。负离子夏天较多，冬天较少。

下面是关于负离子对健康影响的一些研究：

负离子进入人体，与活性氧 Reactive oxygen species（ROS）等自由基结合，消减自由基对细胞和 DNA 的伤害，从而减少慢性炎症、心血管病、糖尿病、老化、癌症等。

负离子促进脑内与愉悦情绪有关的介质——血清素

Serotonin（5-羟色胺）的生成，提升愉悦感觉，减轻抑郁、焦虑。也有研究表明有助睡眠，增强注意力和脑工作效率。临床试验，高剂量负离子可以缓解轻度抑郁，但还需要更多证明，而且一般的负离子发生器远达不到这个剂量。

空气中负离子能加强呼吸道粘膜的分泌，促进纤毛运动，改善气体交换功能，缓解支气管痉挛。有报道，对治疗慢性鼻炎、咽炎、哮喘有一定效果。

负离子刺激血细胞新生，降低血液黏稠度，加速血流，扩张血管，降低血压、改善心肌功能。

负离子刺激体内多种酶，影响新陈代谢，降低血糖、胆固醇。

必须指出，上面所述负离子的许多正面效果，都还处在研究阶段，其作用机制、剂量、时程、可能的副作用等，还待进一步阐明和制定。商业宣传似乎远大于学术研究！

产生负离子的方法很多，常用的是所谓电晕放电法Corona discharge：令电流集中于金属尖端，电子因互相排斥而冲出，使周围空气分子带上负电，形成负离子，密集的负离子彼此排斥，逐渐扩散开来。

市场上有很多有关负离子的产品，如负离子发生器Negative Ion Generator 或 Ionizer、空气清新器 Air Purifier、负离子风扇、负离子冷气机、负离子吹风机等等。

电视、电脑的荧光屏会发射出大量正电子，中和了很多负离子；此外，使用空调或各种电器都会令负离子减少。这些场合，可以考虑安装负离子发生器。

实验室、精密仪器室、办公室、医院，以及高劳动强度的车间、矿井，都是适合装设负离子发生器的地方。

　　有些国家对负离子发生器的规格制定有标准，主要的一项是能产生的负离子浓度。此外，由于负离子发生器都会不同程度地产生臭氧 Ozone，而臭氧过多对人体有害，必须严格规范；还有是噪音，越低越好。然而是不是每种品牌都达标，就要谨慎选择了。

提防中风

提起中风，真是谈虎色变，多少人一下就这样去了，多少人瞬间变成偏瘫、残障。

什么是**中风Stroke**？中风是脑血管意外：最多见的是由于脑血管阻塞，另一种是脑血管破裂出血。其结果都是使得脑局部失去血液（和氧气）供应，导致脑细胞坏死，从而使所支配的部分躯体瘫痪。

前者叫**缺血型中风Ischemic stroke**，约占80%以上；后者叫**出血型中风Hemorrhagic stroke**，占20%以下。还有一种叫"**小中风Mini stroke**，也叫短暂性缺血型中风Transient ischemic attack (TIA)，是由于暂时的血管阻塞引起。

缺血型中风的脑血管阻塞，是由于小血凝块（血栓）卡在脑血管的某一处。血栓可以是该处形成，也可以是从心脏或供脑动脉的血凝块脱落而来，而血凝块往往形成于动脉粥样硬化斑块上。心房纤颤引起的心跳不规则，容易使血凝块脱落。

谁最可能发生缺血型中风？三高（高血压、高血脂、高血糖），动脉粥样硬化，心脏病特别是心房纤颤，或颈动脉狭窄的病人；55岁以后，有家族史，尤其是曾经有过中风或小中风的人。女人用过避孕丸，停经後激素治疗，怀孕期有糖尿病或子痫，也会增加中风风险。肥胖，抽烟，少运动，以及高脂、高盐及缺少蔬果的饮食，都是促成中风的因素。小孩有先天性心脏病，镰状贫血Sickle anemia，也较容易发生。

中风都是突而其来，防不胜防吗？有些中风特别是出血型中风确实来得很凶猛，猝不及防。但多数缺血型中风病例都是有些先兆，如一侧脸下垂，致左右不对称；一侧手臂软弱无力，抬举困难；或说话哩哩啰啰，口齿不清。上述三项不必俱全，只要有其中一项，便要高度警惕，尽快送医，不要由家人自己开车送，而要叫急救车，因为急救车上有急救装备。

有心人用英文字 **FAST** 总结这四点帮助记忆：**F**代表脸部 Face 一侧下垂不对称，**A**代表手臂 Arm 抬举无力，**S**表示说话 Speech 口齿不清，**T**表示时间 Time，赶快就医，越快越好。因为缺血型中风，有三小时的所谓"黄金抢救时间"，医生给病人注入血栓溶解剂，大约有三分之一的病例，血栓可以及时溶解。

出血型中风可发生在两处：脑内出血或蛛网膜下腔出血；又各有两种类型。

脑内出血最常见的是因深部脑血管脆弱处形成的"动脉瘤 Aneurism"破裂，年纪大，三高病人，常因动脉硬化而致血管某处脆弱，膨起形成动脉瘤；还有一种较少见的是脑血管先天畸形：所谓"动静脉畸形 Arteriovenous malformations, AVMs"——几条小动脉和小静脉不经微血管而直接吻合成丛，令静脉端压力特高而容易破裂。

脑蛛网膜下腔出血也常因动脉瘤，其次是动静脉畸形（常见于年青人或小孩）；再有是血液病或外伤。

出血型中风多很急，要紧急处理。这一型虽然占不到中风的 20%，可是死亡率几乎占中风死亡总数的一半，约有三分之一来不及抢救。即使抢救存活，也会遗留瘫痪，失语，或智力受损。

小中风 TIA 虽然多数会在 24 小时内自动消失，却是大中风的前兆，以后发生中风的风险比常人大 10 倍，不可掉以轻心。

中风的症状决定于脑受损的部位和范围。由于大脑半球交叉支配对侧躯体包括面部，因此瘫痪也发生在对侧。不论左、右脑中风，都会有行为和记忆方面的障碍。後脑中风则主要影响视觉。脑干因有呼吸、心跳等生命中枢，中风最危险，常危及生命，也可能导致颈以下躯体瘫痪和无法说话。

预防中风或再中风，最重要的是要控制三高，尤其是高血压。定期作健康检查。生活方面，禁烟少酒，清淡而均衡的饮食，保持健康情绪，参与有益社交；避免受寒，避免突然起立，避免精神刺激；经常运动，老人可以做体操、走路、游泳、骑单车、太极拳、瑜伽等。每周至少三次，每次 30 分钟以上。⋯⋯都是老生常谈了，关键是持之以恒。我有一友人，72 岁时得缺血型中风，康复期，情绪低落，叹"来日无多"，我劝他：只要控制好三高，⋯⋯"来日方长"。如今已过了十年，他走起路来比很多同侪还快。

膀胱多动症

不少人有这样的经验：突然感到尿急，马上就要去厕所，甚至来不及去就尿出来，搞得很狼狈。这样的人往往多尿，每天 8 次以上，所谓尿频；夜尿也会有两三次或更多，影响睡眠。

尿急、尿频、夜尿多，是**膀胱多动症** Overactive bladder（OAB）的症状。除非有尿道感染，一般不会有尿痛。

膀胱多动症尿急而导致漏尿的情况叫**紧急性尿失禁** Urge urinary incontinence。另一种与此相似的是所谓**应力性尿失禁** Stress urinary incontinence：一声咳嗽、喷嚏，或大笑，或腹部用力，尿就可能漏出来，原因多样。上述二型可以同时存在。还有一种"满溢性尿失禁" Overflow incontinence，常因前列腺增生致尿道受阻，或膀胱无力，以致尿积膀胱，满溢致漏。这里主要谈膀胱多动症导致的紧急性尿失禁。

为什麼会这样？目前还不清楚。膀胱逼尿肌由副交感神经支配，其介质是乙酰胆碱，使膀胱收缩；控制膀胱开口的内括约肌则由交感神经控制，令括约肌紧闭；外括约肌是盆腔底部的横纹肌，由脊神经支配，受大脑控制。排尿时，副交感兴奋使膀胱逼尿肌收缩，相应地交感抑制，使内括约肌松弛，大脑通过脊神经再令外括约肌松弛，尿就可以排出。这过程受意志控制，条件合适时便可以发动。

膀胱多动症患者常有支配膀胱的副交感活动亢进，交感活动低下，意志控制力减弱，造成膀胱不自主地收缩，甚至痉挛式的收缩，导致尿频尿急。

膀胱多动症很多是由于心理因素。有些患者伴有情绪不稳或抑郁。神经退行性病变如帕金森病、老人失智症患者也可以有膀胱过动。慢性泌尿道感染，营养不良导致血中蛋白质浓度低下，肥胖，前列腺（摄护腺）增生导致排尿受阻，女性怀孕、分娩、更年期后内分泌改变等，都可以导致膀胱过动。

膀胱多动症女性比男性多，但男性60岁以后，发病率显著增加。

怎麼辦？首先试图搞清楚原因。如慢性泌尿道感染、神经精神疾病、前列腺增生要治疗，营养不良要纠正。但很多时候找不到明显原因，可以先做对症治疗。

前面说过，发动排尿，平常人可以由意志控制。膀胱多动症患者对排尿的意志控制力减弱，但可以试图培养加强。首先是训练转移注意力，最好在刚起尿意时，马上想其它事，继续想，直至不再想排尿，这时膀胱痉挛可能完全消失。也可试试这种办法：用力收缩和放松肚脐周围腹部肌肉，或上提骨盆腔肌肉缩尿，连续十几次，直至尿意消失。

行为治疗 Behavioral treatment 是指通过生活方面的改变，来改善尿失禁。如减肥，避免久坐，戒烟，减少浓茶、咖啡、酒类。有人认为要避免辛辣等刺激性食物，其实辛辣食物会刺激交感，因此可能加强膀胱括约肌功能。反而一些蔬菜水果，如各种青菜、柑橘、绿豆类，中医认为偏寒性，而寒性症状，很像副交感亢进的表现，因此会使膀胱更敏感。值得考虑。

常用的行为治疗还有所谓**定时小便 Timing voiding**——不管有尿无尿，按规定时间上厕所；又有**膀胱训练 Bladder training**——逐渐延长上厕所间隔，至3小时以上。

转移注意力，定时小便，膀胱训练，逐渐养成习惯，会有意想不到的效果的。

提骨盆肌运动 Pelvic Floor Muscle Exercises，也叫 Kegel exercises：上提肛门及尿道，即提升盆腔底部肌，维持 3 秒钟—放松 3 秒钟，如此重复 10 次为一程，每天 3 程。可以逐渐延长到每次收缩—放松各 10 秒。开始可以躺着做，以后坐着、走着也可以做，有机会就做。坚持几个月，效果会逐渐显现。

提骨盆肌运动又可改善大便失禁，提升男女性机能。也常用于应力性尿失禁。

药物：常用抗副交感即抗胆碱类药，副作用是导致口干舌燥或便秘。也可以请医生选用较少此类副作用的药物。

手术治疗，应是最后的选项。

治疗期间，可以用一次性纸尿片或尿垫，于外出、工作等场合应急，以后渐渐不用。

小伤小病的处理

手指割伤的止血

谁都难免有时会割伤手指，万一割的较深，血汩汩流出，也是挺吓人的。

如何迅速止血？很简单：用另一只手的拇、食两指，夹住出血手指靠近手掌的两侧，出血几乎马上止住，可以不必"高抬贵手"靠重力使血不往上流。过几分钟，渐渐松开，若还出血，再夹一会儿，多可完全止住。

为什么？这是因为供应手指的血管，走行在手指两侧，夹住，血自然不流了。

止血後，可用棉签蘸清水轻轻擦洗伤口，再用创可贴 Band Aid 或敷料保护。若怀疑有感染，可考虑局部或口服抗菌消炎药。

假如反复几次都没法止住，就要请医生检查有没有其它血液疾病了。

头面部小瘤

有些人，尤其是年青人，会时不时在头面部长小出瘤，用力挤可以挤出一点脓血或粉浆，有时还有一个小黑头；有些甚至有血喷出。涂点消炎膏，好了，但过些时又发。胸、背、肩胛或臀部也可以发生。

这是毛囊皮脂腺堵塞成囊肿，感染发炎所致，俗称粉瘤或粉刺。

有各种各样的治疗方法。建议试试碘酒或聚维酮碘（Betadine），用棉签蘸少许，日点数次，直到平伏，继续点两三天，希望斩草除根，不再复发。

避免搔抓挤压，特别是在眉间至两嘴角围成的所谓"危险三角"区，以防病菌被挤压，顺血流进脑，万一造成脑脓肿，那就危险了。

注意皮肤清洁卫生，少吃辛辣，减少油脂；多吃蔬果，维持大便通畅。防胜于治。

若溃烂持续不愈，便要考虑其它问题，包括皮肤基底细胞癌。不要掉以轻心。

龋齿牙痛

"牙痛不是病，痛起来要命"。牙痛原因多种，常见的一种是龋齿痛，尤其于小孩。

民间有各种各样的止痛方法。但不妨试试下法：拿一片阿司匹林、或布洛芬（Ibuprofen, Advil）、或退热净（Acetaminophen, Tylenol），压碎成粉，用牙签挑一点点，小心放入龋齿洞内，几乎可以立刻止痛。若洞内有食物碎屑堵住，须尽可能先清除。

若时间久了已有发炎，服用抗生素抗菌消炎常是必须的。但也可试试聚维酮碘（Betadine），用棉签蘸很少一点点上，随后将剩碘随唾液吐出，一天数次。

请牙医补洞或作其它彻底处理，是根本的办法。经常保持口腔清洁，用含氟牙膏或漱口水，注意补充钙质，或加点镁，少喝含糖饮料，有预防龋齿的效果。

急性腹痛腹泻

急性腹痛腹泻的原因很多，常见的一种是吃了不洁食物引起，即所谓食物中毒。

若一时无法就医，不妨试试下法：

在患者小腿内侧，胫骨后方，大约上、中三分之一处，即针灸穴位地机与漏谷之间，往往可以找到一个敏感点，多年前我自己发现的，把它叫"腹点"，很敏感，用手指尖稍为用力一按，病人就会叫起来。继续在那点按揉几分钟，用力重一点，至病人能忍受的程度；换另一腿再按揉几分钟，休息半小时再重复。腹痛往往很快缓解，腹泻也逐渐减少，至停止。

若泻的厉害，要注意补液，不然怕脱水。补液可用普通温开水，加约1%食盐，以补回盐分损失。

随后服黄连素300毫克（不是"复方黄连素"），每4—5小时一次，往往有好处。

由于急性腹痛腹泻的原因很多，有些可能是重症，如果上述简单处理效果不彰，应尽快就医。

落枕

很多人都有这样的经验：早上醒来，突然觉得颈肩僵硬疼痛，头只能固定在一个姿势，稍一移动便剧痛起来。

这是"落枕"，即颈肩肌的急性扭伤，常因夜里睡眠头颈姿势不对，或受风寒引起。

民间有很多治疗方法。这里介绍一个办法，不妨试试。

在手背第四、五掌骨间，靠近腕端约三分之一处，针灸穴位"中渚"稍上方，仔细找一个敏感点，用指甲稍用力掐，病人会叫痛，痛麻感往往放射到前臂。掐揉此处，同时叫患者缓缓转动肩颈（这点很重要，猜想是有助于指压点的刺激与颈痛处以相互推拉的方式联通），疼痛往往即时缓解。不论同侧或对侧手背都可以试。

如果落枕已经几天，颈肌扭伤已造成局部损伤或无菌性炎症水肿，上述手法效果就差了。但还是可以试试。可辅以热敷、百花油按摩颈部，或口服布洛芬Ibuprofen帮助消炎止痛。

此外，在手背二、三掌骨间，中点稍下（向指端为下），也可以找到一个敏感点，叫"落枕"，不妨试试。

鼻子出血

鼻子出血很常见，尤其在小孩。民间常用的一个止血方法是用小纸团塞入堵住鼻孔——其实这只是看不见血流出来，可是血照样会流向後鼻孔。另一个办法是用冷毛巾敷额头，反射性地引起鼻粘膜微血管收缩，有一些效果。

但更有效、更简单的方法是，用食指尖抵住该流血鼻孔外面，硬骨和软骨交界处。可以自己做或请他人帮忙，多可马上止血。几分钟後，轻轻鬆开，若还会流，再抵住一会儿。90%的出血情况都可以止住。

这是因为90%的鼻子出血，都是来自鼻中隔硬骨与软骨交界处，叫做Lister区的粘膜微血管，压住此处，便可止血。

若是鼻子其它部位出血，或有全身性血液疾病，用上述方法止不住，就要找医生了。

多摄取富含维生素C的蔬果，少吃辛辣热燥食物，保持鼻子清洁卫生，都是预防鼻子出血的措施。

晕动症

晕车、晕船、晕飞机，通称**晕动症Motion sickness**。晕动症的机理，一般认为是在不自主运动的情况下，视觉或肌本体觉（肌肉本身位置变化引起的感觉），与内耳感受运动与平衡的感觉不协调，引起副交

感迷走神经过度活动所致。晕动症的头晕，噁心，呕吐，腹痛，以致腹泻，都是迷走神经活动亢进的表现。

民间有很多减轻晕动症的办法，如坐在车的前部以减轻震动，眼睛直视前方，避免闷热，保持通风或冷空气刺激，都可以减轻症状。

吃晕动药有效，多是抗迷走（胆碱）类药物，但可能引起嗜睡、口干。

有人喜欢带防晕腕带，原理是在腕带上装置一个能引起刺激的小东西，如小果仁或菜籽、小磁铁之类，压在针灸穴位"内关"（手臂腹面中线，腕横纹上方约三横指宽处）上，造成持续刺激，可以达到止晕效果。

姜有刺激交感神经从而拮抗迷走神经的作用，因此有防晕效果。可以咀嚼姜糖或糖姜，或闻切开的姜片。也可以用姜片做成防晕腕带：用一小片约指甲大的生姜片，贴在内关穴上，用创口贴或胶布固定，单手或双手都可以，第二天换新的。也可以贴肚脐，或手腕肚脐同时贴。不妨试试。

治疗单纯疱疹的经验

很多人都有口舌生疮的经验：口腔粘膜、齿龈、舌或嘴唇一处或几处忽然感到微热，刺痛，几个小时后，局部出现成簇小疱疹，痛、热加剧，全身可能有低热，一两天，疱疹破溃成小溃疡，很痛，影响进食和饮水，几天後，溃疡逐渐愈合，留下红斑和少许碎屑，一般二到四周完全康复，不留痕迹。

这是**单纯疱疹**Herpes simplex。

但过几十天或几个月後可能再发，再发的症状往往较轻。

有些人症状很轻微，甚至不觉得任何症状，只是从验血知道得过单纯疱疹。

严重的可能发生病毒血症，发高烧，甚至病毒性脑炎，以致昏迷，死亡。

单纯疱疹也可以发生在生殖器和肛门一带。

单纯疱疹是一种病毒——**单纯疱疹病毒**Herpes simplex virus（HSV）的感染，发生在口、唇的属于1型（HSV 1），在殖、肛处的为2型（HSV 2）。但两型可以互相传染。单纯疱疹传染性很强，通过体液或直接接触，可传染到任何部位的皮肤或粘膜。即使在康复期也是可以传染的。

单纯疱疹症状消退後，病毒并没有消失，而是沿着感觉神经往上传至神经节，在那里潜伏，一旦条件合适，又出来兴风作浪。目前还没有根治的办法。

流行病学统计，60%以上的人群有过单纯疱疹病毒感染。因为一般不严重，往往自己痊愈，很多人都只是自己弄点成药或中草药应付过去就算了。可是周期性的發作，影响进食、睡眠、生活、工作，也是很恼人的。

现在用抗病毒药物如 Acyclovir 一类，多能很好控制病情，一两周内可以痊愈。

早在抗病毒药问世之前，我就积累了一套治疗单纯疱疹的方法，一般可以在两三天内控制症状，一周内痊愈。

我不是用针对病原的抗病毒药，而是着重于清除单纯疱疹的**发病条件**。打个比喻：厨房出现蟑螂，你可以针对蟑螂，扑打毒杀；但也可以清理水槽柜台或食具，不留食物碎屑，也就是说，断绝蟑螂的生路，让蟑螂自灭。

单纯疱疹的发病条件涉及多方面。其中最重要的一条，根据我的经验，是身体**严重缺乏维生素 B 特别是 B2**，这从下面简单的观察可以得到启发：给服大剂量维生素 B2（20 毫克，可以用至 100 毫克或以上。而日需量只是 1.7 毫克），于正常人，小便会出现橙黄色，这是因为大量没有被利用的 B2 随尿排出；但单纯疱疹患者的小便是浅黄的，表明 B2 被消耗了，而患者的症状也随即缓解。

过了半个多小时，疼痛又起，再服 B2，痛又退。如此可能重复几次，但缓解时间越来越长，直至疼痛完全消失。这时服 B2，尿也变回一如正常人的橙黄色。

B2 被消耗，可以有两种解释：一是 B2 是被病毒用于自身复制（繁殖）。若如此，症状应该加重，但显然不是这种情况。二是大量 B2 被人体用了，填补体内 B2 的缺乏。维生素 B2 是人体重要酶系 FAD，FMN 的组成部分，参与代谢的许多方面，包括免疫系统。加强了免疫功能，抑制了病毒繁殖，症状得以缓解。

小结：单纯疱疹的发病，重要的一条是有严重的维生素 B2 缺乏，导致免疫机能下降；补充 B2 通过酶系改善了免疫机能，从而使症状缓解。因此，**连续大量服用 B2**，是本疗法的第一条。

与服用大量 B2 同时，局部涂抹 B2 粉或油膏，内外夹攻，效果更快。

请注意维生素 B2 怕光，要储存于不透光的容器；并请注意有效期。

考虑到可能同时也有维生素 B 族其它成分的缺乏，配合服用小剂量复合 B 有好处。但 B 族的任何其它成分，包括 B6、B12，都没有 B2 的效果。

多摄取富含 B2 的食物，如新鲜肉、奶、蛋、坚果、绿叶蔬菜，有防止作用。

此外，民间有这样的经验：发生单纯疱疹往往是有"热气"：口干舌燥，牙痛出血，…这表明是有急性或慢性炎症，因此**清理炎症**很重要。若有明显的细菌感染，可以用抗生素。一般情况，建议在连续服用大剂量维生素 B2 的同时，加服**黄连素（小檗碱）**，300 毫克，每天三至四次。也可以用板蓝根制剂代替。但是无论抗生素或是黄连素或板蓝根，单独使用，对单纯疱疹都无效，只是配合 B2，可以更快收效。

单纯疱疹常常发生于精神或身体受到**压力 Stress** 如刺激、失眠、过劳、创伤、牙科操作等，这时配合用一些安定药如 Librium 类，或中药酸枣仁或其制剂有好处。

单纯疱疹发病的另一种情况，是身体内**精氨酸 Arginine 与赖氨酸 Lysine 失衡**：因精氨酸能帮助单纯疱疹病毒繁殖，而赖氨酸正相反，因此精多赖少，就会发生单纯疱疹。米、麦、花生、坚果是富含精氨酸而较少赖氨酸的食物，而肉、鱼、奶、胡萝卜、大豆、甘薯富含赖氨酸，因此以米、麸为主食而少肉、鱼的人，较易得单纯疱疹；一次吃大量炒花生可能引发单纯疱疹发作。补充赖氨酸有助于纠正这种失衡，有保健品赖氨酸制剂（L-Lysine）可以直接服用。

多年来，人们用赖氨酸治疗单纯疱疹，有说有效，有说无效。这不奇怪，因为单纯疱疹的发病条件涉及多方面，而只有因赖氨酸缺乏引起的，补充赖氨酸才有效果。

总结这套治疗方案：以症状起伏和尿色变化为指标，连续多次大剂量维生素 B2（每次 20 毫克以上，可至 100 毫克或更多），加少量复合 B，同时局部涂抹 B2 粉或油膏；配合黄连素 300 毫克每天 3—4 次；根据情况选择加用安神药物，或赖氨酸制剂。

用药越早越好，最好在开始感到局部刺痛时就服用，连续多次不间断，不让症状回弹。

治疗同时应该**注意**：

1. 避免过度晒太阳。

2. 避免辛辣或煎炸烧烤食物，以减少"热气"。必要时加大黄连素剂量。

3. 少吃富含精氨酸的花生和坚果，尤其是炒、烤花生之类，若因此而发生单纯疱疹，可加大剂量黄连素及赖氨酸。

4. 避免精神刺激或压力。必要时加用安定药物。

5. 忌饮酒和抽烟。

6. 不要与皮质类固醇同用，否则效果大减，可能是因为类固醇抑制了免疫系统。

7. 避免大剂量维生素 C。我自己的经验，大剂量维生素 C 同样会影响效果（对其它病毒性疾病如水痘、腮腺炎也如此），原因未明。肾上腺皮质含有大量维生素

C，是制造类固醇的原料之一，而类固醇抑制免疫系统。是否与此有关？还请高明指正。

若同时服用抗病毒药如 Acyclovir 类，兼顾消除病因和发病条件，当然更理想，尤其于急重病例，是合理的考量。

请注意，单纯疱疹虽然最常见，表现为口舌生瘡的疾病还有其它，必须加于区分。只有单纯疱疹，上述疗法才适用。

这套疗法对单纯疱疹 1 型和 2 型都有效。亦可用于带状疱疹 Herpes zoster 早期，可是对带状疱疹后期，或疱疹後神经痛，没有多少效果。

这套疗法也可试用于水痘、面神经麻痹 Bell's palsy 早期。

保健品的科学及其它

Understanding Dietary Supplements
and A Healthier Lifestyle

编　著　曾庆斯
封　面　曾　姗
印　制　Lulu Press
经　销　lulu.com-Bookstore
版　次　2021年第四版
ISBN　978-1-300-93709-8

www.ingramcontent.com/pod-product-compliance
Lightning Source LLC
Chambersburg PA
CBHW060456290526
45791CB00001B/145